面诊 舌诊 手诊

一本就够

杨 力/编著

中国轻工业出版社

图书在版编目（CIP）数据

面诊舌诊手诊一本就够 / 杨力编著. —北京：中
国轻工业出版社，2024.11
　　ISBN 978-7-5184-4659-9

　　Ⅰ.①面…　Ⅱ.①杨…　Ⅲ.①望诊（中医）②舌诊 ③掌
纹—望诊（中医）　Ⅳ.①R241.2

中国国家版本馆 CIP 数据核字 (2024) 第 047922 号

责任编辑：赵　洁　　　　　责任终审：滕炎福　　　　设计制作：悦然生活
策划编辑：付　佳 赵　洁　责任校对：朱　慧 朱燕春　责任监印：张京华

出版发行：中国轻工业出版社（北京鲁谷东街 5 号，邮编：100040）
印　　刷：北京博海升彩色印刷有限公司
经　　销：各地新华书店
版　　次：2024 年 11 月第 1 版第 1 次印刷
开　　本：710×1000　1/16　印张：11　插页：1
字　　数：200 千字
书　　号：ISBN 978-7-5184-4659-9　定价：49.80 元
邮购电话：010-85119873
发行电话：010-85119832　010-85119912
网　　址：http://www.chlip.com.cn
Email：club@chlip.com.cn
版权所有　侵权必究
如发现图书残缺请与我社邮购联系调换
231728S2X101ZBW

　　望诊是中医的重要诊断方法。《难经》说："望而知之谓之神"，面部是人体的缩影，面部五官和人体五脏六腑相对应，可以反映身体的变化，就像一面镜子。同理，手和舌头也是人体的一面镜子。

　　《黄帝内经》奠定了中医望诊的理论基础。中医认为人体是一个整体，五官、四肢都通过经络与五脏六腑密切相连，五官、五体也依赖气血津液充养。所以人的精神状态、面部色泽、形体胖瘦、四肢、皮肤、舌头等外在表现都可以透露出内在健康与疾病的信息。望诊就是基于这个原理，通过观察人体外部表现及变化，推测内在脏腑功能及气血、阴阳的强弱。

　　本书对面诊、舌诊、手诊进行了详细的介绍，并结合"三诊"提出了相应的健康养生方法，包括病理观象分析、调理原则及养护方法，比如推拿、艾灸、食疗等，希望能为广大读者提供健康及养生指导。

　　最后，祝 14 亿中国人健康长寿！

2024 年 7 月 9 日于北京

面部与人体脏腑对应图

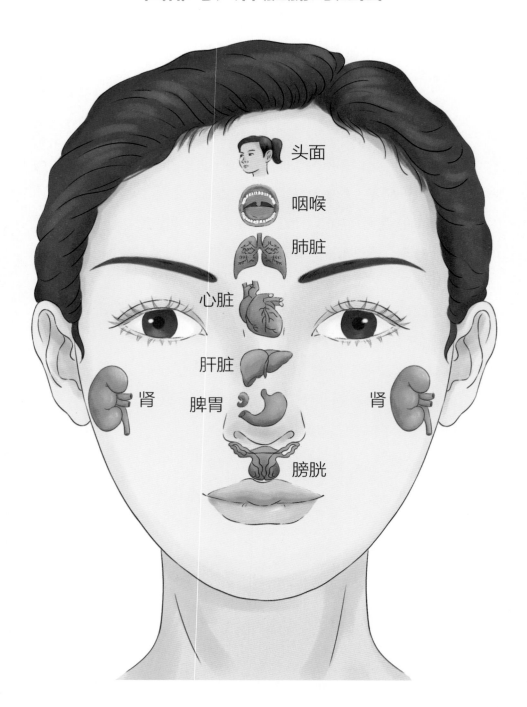

头面

咽喉

肺脏

心脏

肝脏

肾　　脾胃　　　　　　　　　肾

膀胱

舌部与人体脏腑对应图

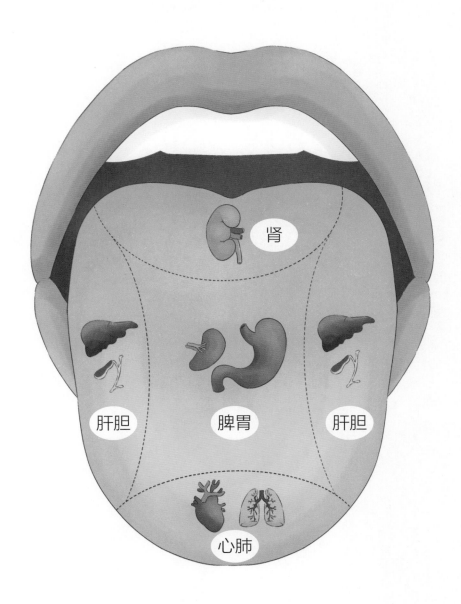

手部与人体脏腑对应图

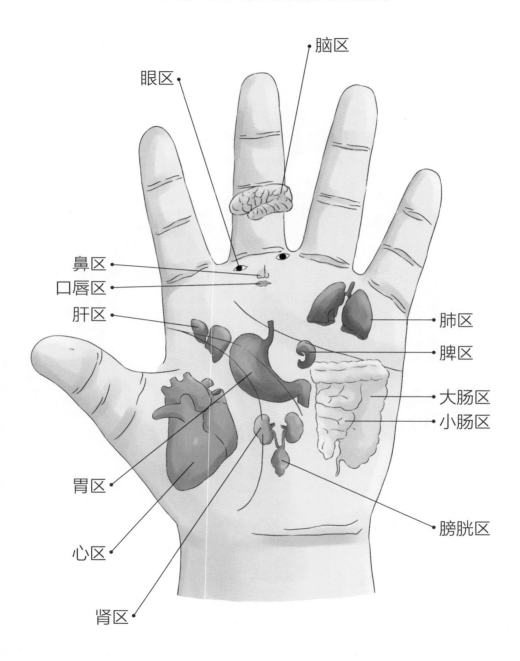

脑区

眼区

鼻区

口唇区

肝区

胃区

心区

肾区

肺区

脾区

大肠区

小肠区

膀胱区

目录

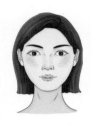

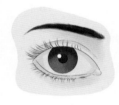

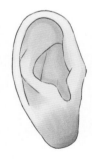

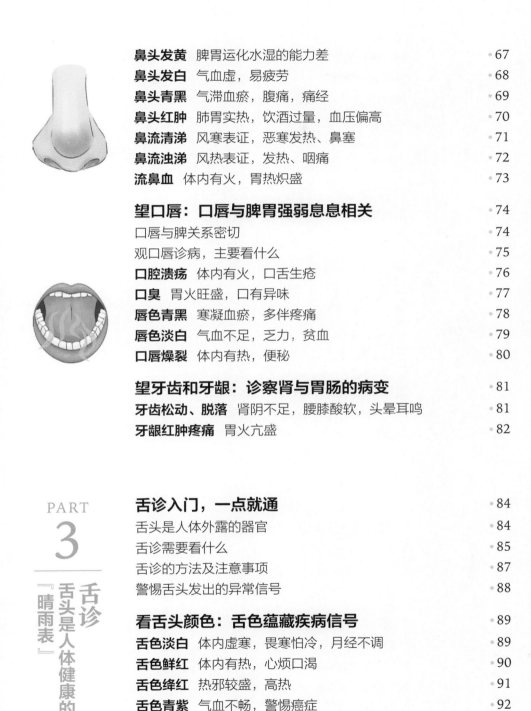

PART

3

舌头是人体健康的
『晴雨表』

舌诊

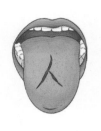
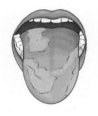

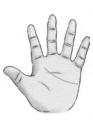
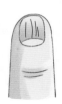

神奇的中医望诊

透过身体小信号，了解健康状况

中医望诊，为什么神奇

医圣张仲景看人生死的故事

中医学讲究"望、闻、问、切"四诊，望诊排在首位。中医古籍《难经》中说"望而知之谓之神"，意思是通过望诊就能判断病情的医生可谓"神医"，可见望诊的重要。有些医生不仅可以通过望诊诊断疾病，还能够判断出患者平时的生活习惯或居住环境等。

东汉名医张仲景的故事

东汉时期，建安七子中的王粲在 20 多岁时遇到张仲景，张仲景看了看他的面色提醒道："你身体有病，40 岁的时候眉毛会脱落，如果不及时治疗，187 天之后就会死去，要赶紧治疗。"

张仲景给王粲开了一张方子，叫作五石汤，让他拿回去吃。王粲很生气，以为张仲景在诅咒他。三天后，王粲又见到张仲景，骗他说自己吃药了。但张仲景从他的面色上看出，他并没有吃药，感叹说："你为什么讳疾忌医，不爱惜自己的身体呢？"王粲听了不以为然。时间最终验证了张仲景的判断，20 年后，王粲的眉毛脱落，半年之后离开了人世。

如何通过面诊判断人的健康状态

如果一个人体质差、气血不足，从面部许多地方都能看出来。比如，眉毛稀疏、面部皮肤煞白、头发脱落早白等。这样的人体质差，更容易生病。

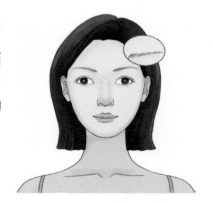

眉毛稀疏、皮肤煞白的人，
体质比一般人差，容易生病

什么是望诊

望诊，是指医生通过观察人体的全身、局部及排出物等方面的表现，以了解患者的健康状况、预测患者病情的诊断方法。

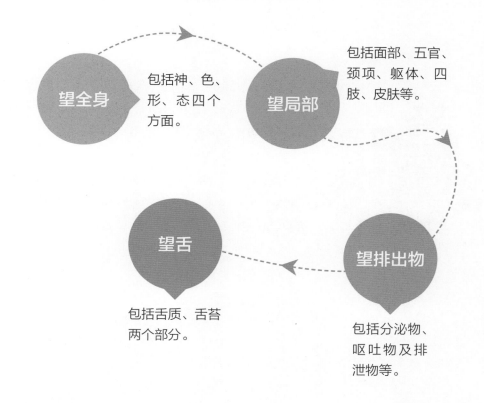

望全身　包括神、色、形、态四个方面。

望局部　包括面部、五官、颈项、躯体、四肢、皮肤等。

望排出物　包括分泌物、呕吐物及排泄物等。

望舌　包括舌质、舌苔两个部分。

杨力教授
中医课堂

望诊居中医四诊之首

视觉在人认识客观事物中发挥着重要的作用，因而望诊作为四诊之首，在中医诊法中占有非常重要的地位。中医理论认为，人是一个有机的整体，内在脏腑、经络、气血及津液等出现病理变化，必然会通过外在表现反映出来。通过望诊不仅能够了解人体的健康状况，还可以判断脏腑、气血等病理变化。

望诊快速入门：看五官知五脏健康

看面部五官是学习望诊快速入门的方法之一。中医认为，五脏开窍于五官，通过观察五官可以了解人体脏腑的健康状况。

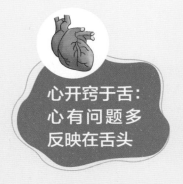

心开窍于舌：心有问题多反映在舌头

心主血脉，舌头表面血管丰富，通过观察舌头的状态能够知道心是否健康。心脏健康，则舌头灵活、能辨五味。舌头红润代表心之气血充足。如果心阳不足，舌头表现为胖嫩紫暗；心阴不足，舌头会呈绛红色；心血虚，舌头暗淡；心火上炎，则舌尖红、易生疮、疼痛；心血瘀阻，则舌紫暗或有瘀斑。

肝藏血，肝血对眼睛有濡养和滋润作用，所以肝血会影响视力。如果肝血不足，会出现两眼昏花、视物不明的情况。肝出现其他问题也会对眼睛有影响，如果肝火旺盛，可能会导致眼睛红肿疼痛；如果肝阴虚，可能出现眼睛干涩且视力模糊；如果肝气郁结过久，则会出现口苦目眩。

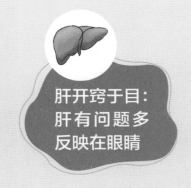

肝开窍于目：肝有问题多反映在眼睛

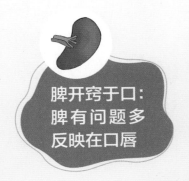

脾开窍于口：脾有问题多反映在口唇

"口唇者，脾之官也。"（《灵枢》）脾开窍于口，其华在唇，当脾气充足的时候，唇部红润有光泽；如果脾失健运，唇色就会淡白、没有光泽。当脾胃有热时，容易出现口臭。

"肺气通于鼻，肺和则鼻能知臭香矣。"（《灵枢》）肺是呼吸系统的重要组成部分，而鼻子是呼吸的出入口，肺气调和，鼻子才能正常呼吸，嗅觉灵敏。如果肺部出现问题，首先会反映在鼻子上，比如外感风寒，会鼻塞、流鼻涕；如果有肺热，鼻腔就会干涩。

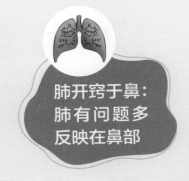

肺开窍于鼻：肺有问题多反映在鼻部

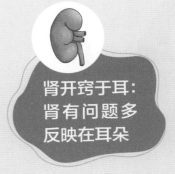

肾开窍于耳：肾有问题多反映在耳朵

大家仔细观察就会发现，我们耳朵的外形跟肾很像。如果一个人肾好，则听力灵敏、耳朵丰满，这是肾气足的外在表现。肾亏虚的时候，一般会出现耳鸣、听力下降的情况，甚至还会出现耳边如蝉鸣的现象。老人如果听力减退，可以考虑培补肾气。

温馨提示 观察五官判断五脏的健康，适用于生活中的快速初测。如果症状比较复杂，则需要去正规医院检查才可诊断。

自己和身边人是哪种体质、容易得什么病，"相相面"就知道

木形人有哪些特质，易得什么病

中医的五行体质学说，概括地将人分为五类，分别对应金、木、水、火、土五种体质。每一种类型的人都有他们的特点和易患疾病。根据每种类型体质的特点，判断出自己属于哪一类人，可以更好地养生防病。

木形人的特征：身体较瘦，面色发青

木形人一般是瘦高个儿，身体修长，脸、舌头、手也长。

木形人体表的青筋比较多。面部可以看到血管，有些年轻女孩的脸上，如眼周、口周、鼻梁有青筋，或者手上、小腿等地方会出现青筋。

木形人的性格特点：倔强、情绪化

木形人的性格特点是倔强、执拗，平时爱发脾气，遇事喜欢打破砂锅问到底，比较情绪化。

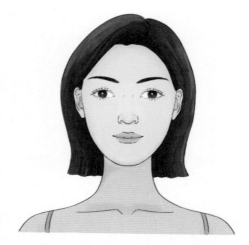

木形人的主要特征：比较瘦，面色发青，性格比较执拗、偏情绪化，易患消化系统疾病

木形人易得消化系统疾病

肝是重要的内分泌器官，比较容易受情绪影响。如果不控制自己的情绪，经常生气的木形人就容易得乳腺、肝胆、消化系统等与情绪相关的疾病。

木形人的健康调理方案

首先，不要过多生气，这是养肝的秘诀。

其次，在饮食上可以多吃一些绿色食物，比如猕猴桃、菠菜等，有助于养肝。

最后，可以每天按揉足部的太冲穴、大敦穴，能够疏肝理气，有助于保护肝脏。

按揉太冲穴

取穴： 位于足背，第1、2跖骨间，趾骨结合部前方凹陷处。

方法： 每天用拇指或食指按揉太冲穴3~5分钟。

功效： 疏肝解郁。用于调理高血压、头晕头痛、失眠、乳腺炎、月经不调等。

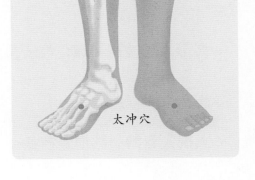

太冲穴

掐按大敦穴

取穴： 在足趾，大趾末节外侧，趾甲根角侧后方0.1寸。

方法： 每天用拇指与食指端垂直掐按大敦穴1~3分钟。

功效： 疏肝理气。用于调理痛经、崩漏、闭经、遗尿、更年期综合征等。

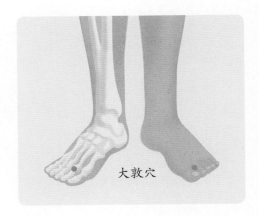

大敦穴

火形人有哪些特质，易得什么病

火形人的特征：面部上尖下阔，易脱发

火形人的面部轮廓为"上尖下阔"，就像火苗一样。火形人头发偏黄、容易脱发。

因为火性炎上，耗伤上部阴液，所以火形人毛发偏黄。火性猛烈，来得快，走得快，能量骤变，所以火形人易得急症。

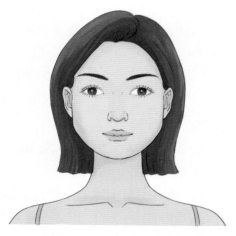

火形人的主要特征：面部轮廓"上尖下阔"，头发偏黄，容易脱发

火形人的性格特点：性子急

火形人属于急性子，不太会安静地坐着，比较喜欢抖腿、摇摆。

火形人易得心脑血管疾病

在《难经·十六难》中，对火形人的描述为"面赤，口干，喜笑"。

面赤	口干	喜笑
火形人的脸色发红，就是我们常说的红光满面。但有时面色常常发红不一定是好事，可能是心脑血管疾病的征兆。	火形人的阳气比较旺盛，所以容易出现口干、口苦，以及心烦、失眠。	火形人特别容易开心，喜欢大笑。中医认为，大喜伤心，所以那种较强的向外散发的喜悦，易使能量外泄，时间长了会导致心脑血管疾病。

火形人的健康调理方案

火形人的性子急，所以火形人调理健康的办法就是保持平和、宁静。日常生活中，火形人可以经常喝一些连翘茶、蒲公英茶，有助于清心火。在饮食上要少吃辛辣刺激性食物，多吃一些滋阴的食物，比如说百合、山药、银耳，以保护心脑血管。平时可以经常按摩以下两个穴位，有助于养心神。

按揉极泉穴

取穴： 位于腋窝中央，腋动脉搏动处。

方法： 用拇指指腹按揉极泉穴100～200次。

功效： 可以调理心痛、咽干、胁肋疼痛等。

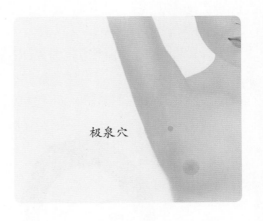

按揉内关穴

取穴： 腕横纹上2寸、两根筋中间的点。

方法： 用拇指指腹按揉内关穴100～200次。

功效： 可以调理失眠，舒缓压力，改善胸闷等症状。对心脑血管疾病也有辅助防治的效果。

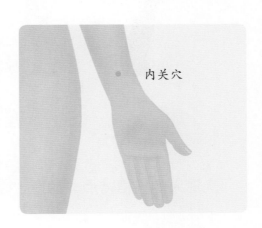

土形人有哪些特质，易得什么病

土形人的特征：形态敦厚，面色偏黄

土形人的后背和前胸较宽厚，肉很多，肚子很大，手和脚也是肉乎乎的；常会有蒜头鼻子，嘴唇也很厚。土形人整体看起来脑袋大、脖子粗。

《难经·十六难》中写道，土形人"面黄，善噫"，意思是土形人面色黄，部分人喜欢打嗝儿。土形人的面色偏黄分为两种：一种是黄而鲜亮，说明气血比较充足，脾胃功能好；另一种是萎黄，即灰暗的黄，说明脾胃虚弱。

脾胃能把吃的东西转化为人体所需的能量，如果能量转化得不好——消化不良或吸收不良，供给皮肤的营养少了，皮肤就会发黄。所以，土形人的皮肤正常情况下偏黄，病了之后会更黄。

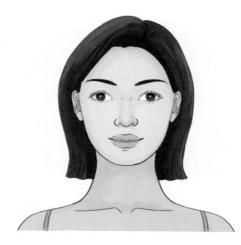

土形人的主要特征：整体看起来脑袋大、脖子粗、面色偏黄，性格比较稳重

土形人的性格特点：稳重，善思考

土形人比较稳重，性格不急躁，喜欢思考问题，追问事物的本质。

土形人易得消化系统疾病

土形人胃口好，吃得偏多、运动量少，湿气比较重，肢体容易感觉困重。土形人患病多见于消化系统，比如脾胃和肠道的问题。

土形人的健康调理方案

土形人要多吃健脾胃的食物，比如土豆、红薯、黄豆、山药、糯米、牛肉、红枣等。

平时多做一些户外运动，尤其是有氧运动，比如散步、慢跑、骑车等，有助于改善脾胃功能、帮助消化。

平时可以按摩足三里和天枢两个穴位，有助于强健脾胃、促进消化。

按揉足三里穴

取穴： 外膝眼下 3 寸，胫骨旁 1 寸。左右各一。

方法： 用拇指指腹按揉足三里穴 100 ～ 200 次。

功效： 用于调理胃痛、呕吐、腹痛腹胀、消化不良、便秘等疾病。

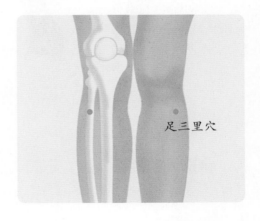

足三里穴

按揉天枢穴

取穴： 在上腹部，横平脐中，前正中线旁开 2 寸。左右各一。

方法： 用拇指指腹按揉天枢穴 100 ～ 200 次。

功效： 可缓解消化不良、胃胀、腹泻、腹痛等症状。

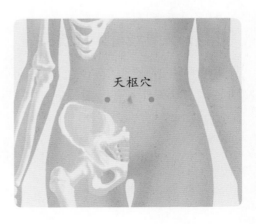

天枢穴

金形人有哪些特质，易得什么病

金形人的特征：四肢清瘦，肤色较白

金形人体形通常很瘦小，脊背较宽；鼻直口阔，四肢清瘦；肤色较白；动作灵敏，易出汗。

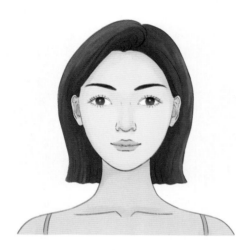

金形人的主要特征：
皮肤白，鼻直口阔，
下巴尖

金形人的性格特点：不知道变通，比较强势

金形人一般很严肃，遵守规矩，不善变通。金形人的阳气内敛，所以经常郁郁寡欢。

金形人易得呼吸系统疾病

金形人的肺比较容易出问题。肺和大肠相表里，所以大便不通、大便细长也可从肺上面找原因。肺主皮毛，所以有的人爱出汗或不出汗，都是肺功能异常的表现。

金形人的健康调理方案

金形人平时可以常吃具有润燥益肺作用的食物，如梨、苹果、山药、白萝卜等，有助于清肺润肺、生津增液，还能够促进胃肠蠕动，促进新陈代谢。

适合金形人的运动方式是慢跑，平时常做深呼吸，改善心肺功能。

日常可以经常按摩中府穴和云门穴两个穴位。

按揉中府穴

取穴： 位于胸部，横平第 1 肋间隙，锁骨下窝外侧，前正中线旁开 6 寸。左右各一。

方法： 用食指指腹按揉中府穴 100～200 次。

功效： 可缓解气喘、咳嗽、胸痛、支气管炎等症状。

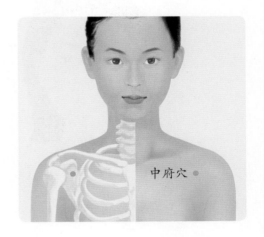

按揉云门穴

取穴： 在前胸部，锁骨下窝凹陷中，前正中线旁开 6 寸。左右各一。

方法： 用拇指指腹按揉云门穴 100～200 次。

功效： 有缓解咳嗽、气喘、胸痛、肩背痛等作用。

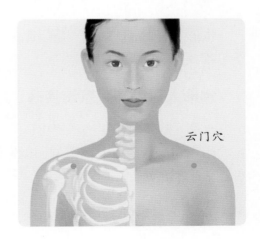

水形人有哪些特质，易得什么病

水形人的特征：面黑，肥胖

水形人通常身体比较胖，中年男子容易出现啤酒肚，皮肤较黑，走路步履不稳，行动较为迟缓，且沉默寡言。

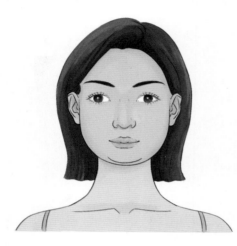

水形人的主要特征：
面黑，体形偏胖，
行动迟缓

水形人的性格特点：谨小慎微，比较包容

水形人的阳气比较弱，所以比较懒散，胆子比较小。优点是心宽，善于包容。

水形人易得泌尿系统疾病、血脂异常、肾虚

水形人的膀胱和肾脏容易出现问题。因为水形人体内常有痰湿，所以容易患血脂异常。平时还容易出现肾阳虚的症状，比如腹泻、手脚冰凉、小肚子疼等。

水形人的健康调理方案

水形人养生的关键在于补充阳气。平时要多吃温热性食物，如牛肉、羊肉等。食物的颜色以红色为主。

时常欣赏节奏明快、热情奔放的乐曲，多参加集体性活动。室内布置应以暖色为主，积极参加各种球类运动，适当参加体力劳动。"动则阳气生"，以动达到生发阳气的效果。

茶余饭后，可做简单易行的健肾操。将手掌搓热，置于腰间，上下搓揉，直至腰部感觉发热为止。腰部有督脉的命门穴，经常按揉可以温肾壮阳、舒筋活血。平时还可以经常刺激涌泉穴。

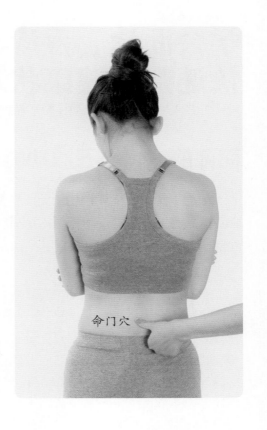

命门穴

按揉涌泉穴

取穴： 位于足底部，卷足时足前部凹陷处。

方法： 用拇指指腹按揉涌泉穴100～200次。

功效： 有助于调理头晕目眩、足心热、小便不利等症状。

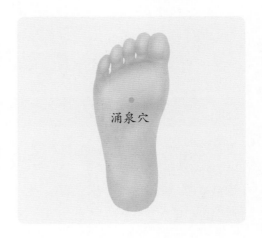

涌泉穴

学会面诊、舌诊、手诊，快速判断健康状况

面部的变化与五脏功能息息相关

根据中医五行学说理论，五脏对应五色，即肝对应青色，心对应红色，脾对应黄色，肺对应白色，肾对应黑色。五脏功能一旦出现问题，就会在面部出现异常表现。

心

面红，嗓子干，喜欢喝凉水，口舌生疮或糜烂、肿痛，心中烦热，为心火旺。

舌尖红，失眠，多梦，心悸，虚烦，盗汗，手足心热或两颊发红，为心阴虚。

肝

双眉之间、鼻梁及嘴唇四周发青，两肋胀痛或刺痛，为肝血瘀滞。

女性面青，少食多怒，月经不调，经行腹痛，为情志不畅、心情抑郁导致肝气郁结。

面色发青，双耳红赤，为肝火上炎。

脾

面色发黄且颜色虚浮，精神倦怠，食少腹胀，为脾气虚。

面色黄而兼白，腹痛不消化，为脾胃虚寒。

面色黄而兼青，腹痛欲泻，为脾虚肝旺。

肺

面色淡白，咳嗽痰白，鼻塞流涕，恶寒发热，为风寒咳嗽。

面色甚白，咳嗽气短，多汗恶风，为肺气不足。

肾

面色黑而暗淡，畏寒怕冷，为肾阳虚。

面色黑而干焦，齿槁，为肾阴虚。

颧与额发黑，为肾病的征兆。

眼睛四周的皮肤发黑，为肾虚水泛，气血运行受阻。

中医将舌体划分为三焦，分别对应不同脏腑

舌分为舌尖、舌中、舌根、舌边四部分，中医舌诊把舌体划分为上、中、下三焦，其尖部为上焦，中部为中焦，根部为下焦。其脏腑分属为：舌尖反映心肺病变；舌中反映脾胃病变；舌边反映肝胆病变；舌根反映肾和膀胱病变。

舌尖对应心肺

中医认为"舌为心之苗窍"，舌尖是心的功能及状况的外在表现，心的虚实和病变能够从舌尖上反映出来。舌尖还能反映肺的状况，中医里肺的概念比较广，包括整个呼吸系统和皮肤等。

舌中对应脾胃

舌为脾之外候，居口中司味觉。《灵枢》中有"脾气通于口，脾和则口能知五谷矣"，所以舌头的味觉功能与脾相关。中医学认为，舌苔是由胃气熏蒸谷气上承于舌面而成，与脾胃运化功能相应。舌体又赖气血充养，故舌象能反映气血的盛衰，与脾主运化、化生气血的功能直接相关。

舌边对应肝胆

肝胆互为表里，密切相关。肝胆条达，气机通畅，则脏腑气机升降有序，出入有节而阴阳平衡、气

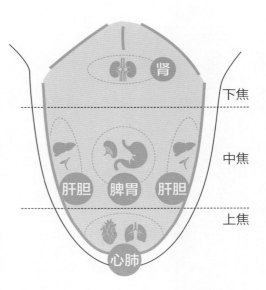

血调和。如果舌边发红，代表肝胆有热，常伴随脾气暴躁、爱生气或者情绪压抑等情况。

舌根对应肾

足少阴肾经循经喉咙，因此舌根是肾的反射区。如果舌根发白，可能表示肾阳不足，会出现手脚冰凉的情况；如果舌根发红，可能表示肾阴虚，会有手脚多汗、尿黄等症状。

手与脏腑关系密切，是反映人体健康的窗口

手主要通过经络与脏腑产生联系，所以脏腑的生理状态、病理变化能够从手部的一些征象表现出来。

手与心的联系

中医认为，心主血脉，若心血充足，经脉通畅，手会和面部一样红润有光泽。

手与肝的联系

肝主筋，其华在爪。爪就是指甲，筋则包括肌腱、韧带等结缔组织，主要功能为联络骨节，主司运动。肝的盛衰可影响指甲的荣枯，若肝血充盈，指甲就坚韧、红润、有光泽；肝血不足，指甲多薄而软，甚至苍白、干枯、变形而易脆裂。小儿高热见指甲发青，多为惊厥动风的先兆。肝血不足，筋失濡养，筋脉拘挛，手足屈伸无力，容易出现手足震颤、抽搐。

手与肺的联系

肺主气，这里的气指营气、卫气、宗气，负责输布人体内的精微物质，使其布散全身，维持手的正常活动。

手与脾的联系

脾有运化水谷精微的功能，脾气健旺，则肌肉丰满、四肢强劲，手灵活有力。反之，若脾失健运，会使肌肉失养消瘦，四肢倦怠乏力。

手与肾的联系

中医理论认为，肾为先天之本，主骨、生髓，通于脑。肾气充足，骨质坚硬，手足强劲。反之，肾气不充，骨质不坚，腰脊酸软，手摄无力。肾髓上通于脑，脑为髓海，肾精充足，髓海满盈，脑功能就强健，手就反应灵敏。

面诊

身体好不好，观察面部就知道

面部诊病，有根有据

面部是人体的缩影

面部的变化与内脏的状态息息相关，当内脏发生病变时，会在面部有所表现。因为面部血脉丰富，皮肤薄嫩，所以体内气血的盛衰变化容易通过面部的色泽变化显露出来。

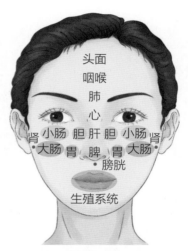

面部对应脏腑划分图

面部反映脏腑的生理信息

面部的不同部位对应不同的脏腑，这是面部望诊的基础。《黄帝内经》中系统叙述了五脏六腑、四肢百骸在面部的反映，右图是以《黄帝内经》为基础，结合现代临床医学总结的面部脏腑对应位置，对于诊断疾病有积极的指导意义。

面部各部位与脏腑的对应关系

额头正中间对应头面，印堂上部对应咽喉，眉心对应肺，鼻根对应心，鼻梁对应肝，鼻梁两旁对应胆，鼻尖对应脾，鼻翼两旁对应胃，颧骨对应大肠，颧骨上方（鼻翼旁）对应小肠，两颊对应肾，人中对应膀胱，嘴唇周围对应生殖系统。

如何利用面诊自诊自查

当人的身体发生病变时，在面部相应的位置会出现颜色或其他异常变化，认真观察异常出现的对应区，就能够判断是哪个脏腑出现了问题。比如两眉中间是肺区，如果这个位置发白，可能是肺气不足的表现。日常可以用这种方法自诊自查，辅助判断自己的身体状况。

面诊主要看什么

面诊是通过观察面部形态、颜色、皮肤状态的变化，从而判断脏腑、经络、气血功能的诊断方法。

看面色

看面色主要是观察面部皮肤的颜色和光泽，根据不同的色泽确定气血的盛衰，从而了解人体的健康状况。中国人面色健康的标准是皮肤微黄，红润有光泽。如果颜色和光泽出现异常，则说明身体可能出现了问题。

看五官

中医认为，五脏开窍于五官，因此可以通过观察五官来了解人体脏腑的健康状况。比如，肾开窍于耳，肾脏有异常，会在耳部有所表现，如耳轮干枯焦黑，多为肾精亏耗；肝开窍于目，肝脏有病会反映在眼睛上，如眼睛红肿，多为肝火上炎所致；肺开窍于鼻，如果肺部出现了病变，则鼻子也会有异常表现，如鼻部红肿，多为邪热蕴肺。

看人的整体形态

人的整体形态包括体形和姿态。观察体形可以更全面地进行判断，比如有些人虽然肥胖，但吃的东西很少，可能是脾虚或痰湿；而有些人体形较瘦，但吃的东西很多，可能是胃火较旺。观察姿态也可帮助推测整体状态：喜欢安静，不好动，多属寒证；性格急躁，非常好动，则多属热证。

看人的精神状态

健康的人神志清楚、目光如炬、表情自然、语言清晰、反应灵敏；如果出现神志不清、目光晦暗、表情淡漠、口齿不清、反应迟钝、精神萎靡等状态，基本可以判断这个人处于患病状态。

测一测：4 种长寿之相，你是哪一种

耳朵厚而大

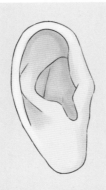

耳朵厚大是肾气充足的表现，而肾气充足的人通常健康长寿。中国人的耳朵长度为 5~8 厘米，平均长 6.5 厘米。健康的耳朵应该是紧贴面颊，红润、润泽，耳朵长、耳垂厚，耳部柔软。

眉毛长而茂盛

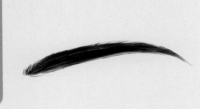

《黄帝内经》上记载："美眉者，足太阳之脉，气血多；恶眉者，血气少。"眉毛浓密，说明肾气充沛，身强力壮；眉毛稀少，说明肾气亏虚，易体弱多病。如果老人的眉毛茂盛、修长，则被誉为"寿眉"，大多健康长寿。

牙齿坚固

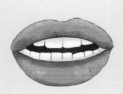

"齿乃骨之余"，牙齿是骨的延续，依靠肾中精气充养。肾中精气不足，则牙齿易松动，甚至脱落。牙齿脱落也是人体衰老的特征之一。如果老年人牙口好，咀嚼能力强，那么消化功能通常也好，身体就比较健康。

人中宽而深

人中宽、深、直，皮肤有光泽、红润，说明肾脏精气充足，生殖器官健康，比较容易长寿。相反，如果人中窄短，皮肤干燥、晦暗，就说明肾脏虚亏、精气不足，易出现健康问题。

望面色：内脏发生变化，面色会有反映

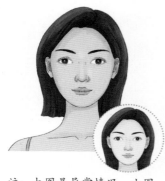

注：大图是异常情况，小图为正常情况，方便读者对比。

面色发红 | 体内有热，经常上火，头晕目眩

中医认为，面色发红（颜色比正常的红润还红），通常是体内有热的表现。面色发红有表、里、虚、实、寒、热之分，需结合其他症状综合判断。

病理分析

面色发红提示患者身体有热。外感风热者可见口渴、咽喉红肿疼痛等症状；阴虚内热者可见头晕目眩等症状。

调理原则

外感风热宜辛凉解表；阴虚内热宜滋阴敛阳。

日常养护

可吃些具有滋阴、清热作用的食物，如绿豆、冬瓜、苦瓜等。

饮食调理方

绿豆炖鸭煲 滋阴降火

鸭肉 500 克洗净，切小块，焯水去浮沫后，加绿豆 100 克，枸杞子、葱花、姜片适量，一起煲汤，出锅前加盐调味即可。

药膳调理方

薄荷菊花茶 清热解毒

薄荷叶 5 片、菊花（干品）3 朵一起放入杯中，倒入沸水冲泡约 3 分钟后饮用。

穴位调理方

按摩大椎穴 清热开窍

食指放在大椎穴上，轻揉至局部发热。

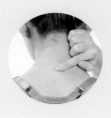

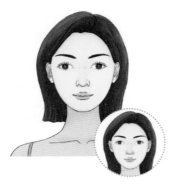

面色发白 | 体内虚寒，手脚冰凉，受寒腹痛

面色发白有面色淡白、面色苍白等色泽上的差别，多因气血不足、阳虚寒凝所致。

病理分析

面色发白提示患者体内虚寒。面色淡白者可见形体消瘦、头晕目眩、女性月经量少等症状；面色苍白者可见受寒腹痛、尿清便溏、四肢冰凉等症状。

调理原则

白色主血虚证、虚寒证，调理应以补气养血、温阳散寒为主要原则。

日常养护

天冷时注意保暖；多从事"温和运动"，比如慢跑、快走、爬山等；日常多吃些具有温阳散寒作用的食物，如桂圆、山药、红枣、羊肉、红糖等。

🥗 饮食调理方

橘子红枣姜汁　暖体散寒，补气血

橘子 200 克去皮除子，切小块；红枣 50 克洗净、去核；姜 10 克洗净、切碎。将上述食材一起放入榨汁机中，加入适量温水搅打均匀，倒入杯中即可。

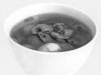

🌿 药膳调理方

山楂荔枝红糖汤　散寒活血

山楂肉、荔枝肉各 50 克，桂圆肉 20 克，枸杞子 5 克，加水共煲汤，加入红糖拌匀即可。

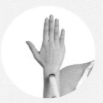

穴位调理方

艾灸阳池穴　温阳散寒

点燃艾条，距阳池穴 3 厘米处施灸，每次灸 10～15 分钟。

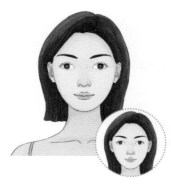

面色 萎黄 | 脾胃气虚，消化不好，吃饭不香

面色暗黄憔悴、无光泽称为"萎黄"，多数是由于脾胃气虚、气血不足引起的。

病理分析

面色萎黄提示脾胃气虚，常伴有食欲不振、饭后腹胀、倦怠乏力、少气懒言、大便稀溏等症状。

调理原则

调理应以健脾益气、滋补气血为主要原则。

日常养护

饭后散步（饭后休息至少 30 分钟再进行）有助于增强脾胃功能，促进消化；日常可用山药、白术、薏米、芡实、白扁豆等炖肉或熬粥，辅助健脾益气。

🍚 饮食调理方

山药薏米柿饼粥 健脾益肺，促进消化

山药 100 克洗净，去皮后切小块；薏米、糯米各 50 克，提前浸泡；柿饼 150 克，冰糖 3 克，共煮粥食用。

🌿 药膳调理方

健脾四神汤 健脾益胃，增强食欲

怀山药、茯苓各 10 克，薏米 30 克，莲子 15 克，分别洗净，控水后备用；红枣 20 克洗净，去核。将上述材料一起放入锅内，加水适量，大火烧开后，转小火煮 30～40 分钟至熟即可。

✋ 穴位调理方

掌揉中脘穴 健脾和胃，补中益气

双掌重叠或单掌按压在中脘穴上，顺时针或逆时针方向缓慢按揉 100 次。

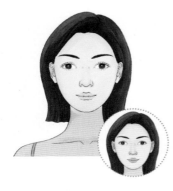

面色发青 | 体内阳虚，多有痛证，预防肝病

中医认为，面色发青多因寒邪凝滞、阳气虚衰等导致气血循环不畅所致；还有可能是肝不好，肝病导致血不养筋所致。

病理分析

面色青多为阳虚、痛证。阳虚者面色青紫，还会出现胸部憋闷、气短等症状；痛证者面色青白，还会出现头痛、腹痛等症状。

调理原则

面色青是经脉阻滞、气血不通的表现，调理应以活血通络、温中补阳为主要原则。

日常养护

冬季要及时加穿厚衣服；晴天户外活动时多晒背部，同时避免背部迎风受寒或背靠冷墙；日常可吃些温中助阳的食物，如洋葱、核桃仁、生姜、韭菜、羊肉等。

饮食调理方

木耳韭菜羊肉汤 温肾助阳

油锅烧热，放入羊肉片200克炒香，加清水大火烧沸，放撕碎的木耳20克，转小火煮3分钟，加韭菜段、盐再次煮沸即可。

药膳调理方

枸杞桂圆莲子茶 祛寒活血，养血

将桂圆肉（干品）10克、红枣6颗、枸杞子5克、莲子20克一起放入锅中，倒入适量清水，大火烧沸，小火煎煮至莲子软烂，调入适量红糖即可。

穴位调理方

按摩阳池穴 补充阳气，活血止痛

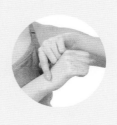

用拇指指腹按揉阳池穴100～300次，按至穴位处发热即可。

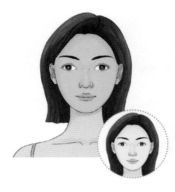

面色发黑 | 肾气不足，腰酸腿疼，疲乏无力

中医认为，面色发黑为肾气亏损所致。由于肾阳虚衰，水饮不化，血行不畅，故面呈黑色。

病理分析

面色发黑提示肾气不足。患者可见疲乏无力、腰膝酸软、耳鸣耳聋、阳痿、宫寒不孕、夜尿频繁等症状。

调理原则

此面象多是肾虚所致，调理应以培补肾气为主要原则。

日常养护

房事勿太勤；工作学习不要过度劳累；日常可以多吃些黑色的食物，如黑豆、黑芝麻、黑米、木耳、黑枣、紫葡萄、香菇等。

🍲 饮食调理方

板栗鸡 补肾气，强筋骨

板栗肉 300 克用植物油炸至金黄后，和童子鸡块500 克一起下油锅翻炒，再加鲜汤、葱花、姜片、生抽，改小火焖熟即可。

🥣 药膳调理方

枸杞杜仲茶 补肝肾，强腰膝

将枸杞子 10 克、杜仲 5 克一起放入杯中，盖上盖闷泡约 10 分钟即可。

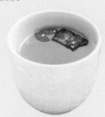

🖐 穴位调理方

按揉关元穴 补充肾气

用拇指指腹按揉关元穴100~200 次，以有酸胀感为度。

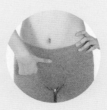

望面形：面部形态异常，折射脏腑疾病

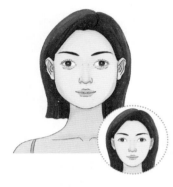

面部 | 脾阳不足，脾胃寒凉，
浮肿 | 易腹痛

中医认为，脾胃功能减弱，则水湿运化不畅，皮肤和肌肉缺乏营养，松弛无弹性，久之会出现面部浮肿。

病理分析

面部浮肿大多由于脾阳虚弱所致。患者可见手足不温、形寒怕冷、腰膝或少腹冷痛等症状。

调理原则

调理应以健脾养胃、利尿消肿为主要原则。

日常养护

调节作息，保证充足睡眠，多吃含优质蛋白的食物，如羊肉、鸡肉、猪肝，以及富含维生素的蔬果，如西蓝花、菠菜、海带、苹果、橙子等。

🍲 饮食调理方

山药羊肉粥 温补脾肾

山药 100 克洗净去皮，切小碎块；羊肉 50 克洗净、切碎。将以上食材加大米 100 克同煮为粥即可。

🌿 药膳调理方

桂圆茉莉花茶 利水消肿

桂圆肉（干品）15 克和茉莉花（干品）5 克一起放入杯中，倒入沸水，盖盖闷泡约 10 分钟即可。

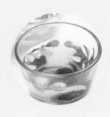

🐰 穴位调理方

艾灸脾俞穴 温补脾阳

点燃艾条，距脾俞穴 3 厘米处施灸，每次灸 10~15 分钟。

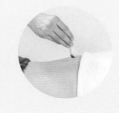

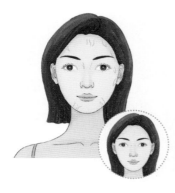

面部青筋明显 | 体内有瘀血，胸闷心悸，易患冠心病

中医认为，面部青筋明显一般提示体内有血瘀，常表现为心血不足，大多与心脏疾病有关，如心力衰竭、肺气肿、肺心病、先天性心脏病等都可能出现面部青筋。

病理分析

面部青筋明显提示体内有血瘀。青筋一般指静脉血管，当静脉血液回流受阻，压力增高，青筋就会明显，在体表出现凸起、曲张、扭曲、变色等情况。

调理原则

心脏不好的人面部青筋明显时，往往是由血瘀、组织缺氧引起的。调理应以活血化瘀为主要原则。

日常养护

静卧不动易加重气血瘀阻，可适当进行锻炼，如各种舞蹈、太极拳等；日常可多吃一些补中益气、活血化瘀的食物。

🍚 饮食调理方

香菇油菜鸡肉粥 温中益气

大米 100 克洗净；鸡胸肉 80 克洗净，切丝，用蛋清（1 个鸡蛋）腌渍；鲜香菇 50 克洗净，去蒂，切片；油菜 40 克洗净，切丝。锅内放适量清水，将上述食材一起放入锅内煮粥即可。

🥣 药膳调理方

山楂红花茶 活血化瘀，调节血脂

将山楂 5 克，红花 3 克一起放入杯中，倒入沸水，盖盖子闷泡约 10 分钟后即可。

穴位调理方

按摩膻中穴 宽胸理气

用食指或手掌大鱼际部由上向下按揉膻中穴，持续 5~10 分钟。

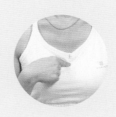

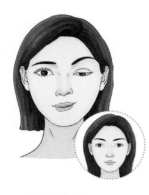

面部抽搐 | 肝气郁结，两胁胀痛

面部抽搐，是指眼睑、嘴角及面颊肌肉发生抽动，通常仅出现于一侧。面部抽搐多与情志不畅导致的肝气郁结有关，多见于女性。

病理分析

面部抽搐提示肝气郁结。患者可见面部抽搐、头晕耳鸣、两胁胀痛、性格急躁或伴有哭闹等症状。

调理原则

因肝气郁结导致的面部抽搐，调理应以疏肝理气为主要原则。

日常养护

培养乐观开朗的性格，多些兴趣爱好；适当吃些具有疏肝理气作用的食物，如芹菜、茼蒿、白萝卜、橙子、柚子、佛手等，枸杞粥、山楂黑米粥、红枣粥和玫瑰花茶也是不错的选择。

 饮食调理方

什锦芹菜 疏肝理气，排毒护肝

芹菜 200 克、胡萝卜 100 克、香菇 20 克、冬笋 50 克，以上材料洗净后切丝，焯熟后加入姜末、盐、香油拌匀即可。

 药膳调理方

玫瑰佛手粥 疏肝解郁

佛手 8 克切薄片，水煎后去渣取汁，再加入玫瑰花 10 克、大米 100 克共煮成粥，加冰糖调味即可。

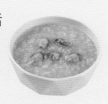

 穴位调理方

按摩期门穴 缓解胸胁胀痛

用掌心摩擦期门穴 100～200 次，以身体有发热感为度。

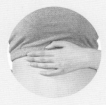

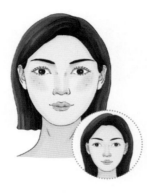

面部出现黄褐斑 | 肝血瘀滞，月经不调

人体内在状态，决定了面容肌肤的状态，如果体内肝血瘀滞，就会出现黄褐斑、皱纹多等面部表现。

病理分析

肝血瘀滞的人，可能会出现黄褐斑，伴有月经不调、身体刺痛等症状。

调理原则

此面象多因肝血瘀滞所致，调理应以活血化瘀、促进肝脏排毒为主要原则。

日常养护

生活规律、不过度疲劳、不饮酒、不熬夜、不滥服药物；可适当食用一些疏肝活血的食物，如金橘、茴香菜、陈皮、油菜等。

饮食调理方

绿豆海带粥 养肝解毒

绿豆50克提前浸泡，再加入大米、海带丝各30克共煮粥，加少许冰糖调味即可。

药膳调理方

菊花陈皮乌梅茶 疏肝郁，养肝血

菊花、金盏花各3克，陈皮4克，乌梅5克。将所有材料一起放入杯中，倒入沸水，盖盖闷泡5分钟后饮用。

穴位调理方

艾灸肝俞穴 疏肝利胆，活血

点燃艾条，距肝俞穴3厘米处施灸，每次灸10~15分钟。

望神态："得神者昌，失神者亡"

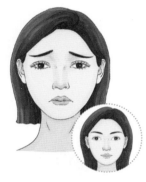

精神 ┃ 心神不宁，
萎靡 ┃ 脏腑功能减退

人精神饱满、反应灵敏、目光灵活，说明心神健旺，脏腑精气充盛；反之，若神情恍惚、反应迟钝、精神萎靡，表明心神已衰，脏腑精气虚衰。

病理分析

精神萎靡之人，多表现为表情淡漠、神情恍惚、懒言少动。

调理原则

精神萎靡多因心神不宁引起，调理应以养心安神为主要原则。

日常养护

睡觉前适当喝蜂蜜水或温牛奶，日常可以吃百合、核桃、花生等安养心神的食物；睡前用热水泡脚，能够促进气血运行，改善气虚乏力，有利于养心安神。

🍚 饮食调理方

百合鸡蛋汤　养心安神

锅置火上，放入百合、火腿末各10克，加适量清水，大火烧开后转小火煮10分钟，淋入鸡蛋液搅成蛋花，加适量盐和葱花调味即可。

🌿 药膳调理方

麦枣粥　养心神，助睡眠

将50克小麦、20克酸枣仁、10克红枣洗净后装入药袋，扎紧袋口放入锅内，加水烧沸，转小火煎煮40分钟后，取出药袋，药汁中加入大米同煮成粥即可。

穴位调理方

按揉神门穴　安神定惊
每天早、晚用拇指指腹按揉神门穴3~5分钟。

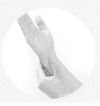

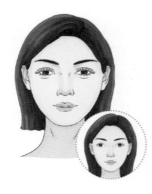

目光乏神，双目少动 | 神气不足，脏腑精气虚衰

观察眼神是望神的重要部分。目光炯炯、两眼运动灵活，为有神；反之，则为乏神。神气不足多由正气不足、精气轻度损伤、脏腑功能减退所致，多见于素体虚弱者或疾病恢复期的患者。

病理分析

神气不足的人，除了目光乏神、双目少动之外，还可见面色淡白、动作迟缓、少气懒言，临床多表现为精神不振、嗜睡健忘等。

调理原则

调理应以健脾益肺、培补正气为主要原则。

日常养护

白色食物不仅能补肺气，还有清肺润燥、止咳的作用，日常可以多吃温补肺气的食物，比如山药、百合、糯米等；平时做一些有氧运动，例如跑步、快走、游泳等。

🍚 饮食调理方

百合山药枸杞汤 健脾补肺

山药 150 克去皮，切块；干百合 10 克、枸杞子 5 克，洗净后用清水泡发。锅内倒适量清水，将山药块、百合、枸杞子一起放入锅中，大火煮沸后转小火煮至熟烂，加适量冰糖调味即可。

🥗 药膳调理方

黄芪粥 健脾养肺，培补正气

黄芪 10 克，切薄片，用冷水浸泡半小时，水煎取汁，共煎两次，二液合并，加大米 100 克煮粥，等熟时调入白糖即可。

穴位调理方

掐按太渊穴 补益肺气

用拇指指腹轻柔地掐按太渊穴 1~3 分钟。

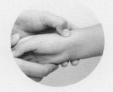

望头发:"发为血之余",
头发好坏反映身体气血荣衰

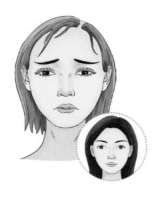

发黄干枯、稀疏 | 精血不足,体质虚弱

望头发可以判断肾气的强弱和精血的盛衰。发黑稠密润泽是肾气充盛、精血充足的表现。发黄干枯,稀疏易落,多属精血不足。

病理分析

头发干枯、稀疏多属精血不足,可见于大病后或慢性虚损患者。

调理原则

精血不足引起的发黄干枯、稀疏,调理应以补养肾精为主。

日常养护

可多吃补益肾精的食物,如山药、黑芝麻、桑葚、羊肾等;避免熬夜、过度劳累等不良生活习惯,保持良好的作息习惯。

🍲 饮食调理方

羊肾枸杞粥 补养肾精
取羊肾块、大米各50克,枸杞子10克,放入沸水锅中,加入适量葱白段、姜片、盐熬煮成粥即可。

🥣 药膳调理方

桑葚养发茶 益肾补血
桑葚干品5克,女贞子干品、墨旱莲干品各3克,一起洗净放入杯中,倒入沸水,盖盖闷泡约8分钟即可。

👐 穴位调理方

按揉涌泉穴 补充肾精
用拇指指腹按揉足底涌泉穴1~3分钟。

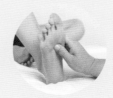

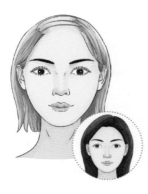

脱发、白发 | 肾阴虚，失眠，腰膝酸软，健忘

青壮年白发、脱发，多因肾虚导致。一般还伴有耳鸣、眩晕、健忘、腰膝酸软等症状。

病理分析

一般肾阴虚者可能会出现脱发、白发等现象，同时伴有腰酸背痛、健忘等症状。

调理原则

肾阴虚导致的脱发、白发，调理应以滋补肾阴为主要原则。

日常养护

日常可常吃黑色食物，有滋补肾阴的功效，如黑芝麻、黑豆、黑米、紫菜、海带等；少吃油炸、辛辣、煎炒的食物。保持良好的睡眠习惯，不熬夜，房劳有度。

🍲 饮食调理方

黑豆紫米粥 补肾益气，乌发

黑豆50克、紫米70克洗净，浸泡4小时。锅置火上，加适量清水，用大火烧开，加紫米、黑豆煮沸，转小火煮1小时至熟，撒适量白糖拌匀即可。

🌿 药膳调理方

女贞芝麻瘦肉汤 补肾黑发，益精养颜

猪瘦肉60克洗净，切块；女贞子10克、黑芝麻20克洗净。把全部材料一起放入锅中，加清水适量，大火煮沸后，转小火煲1小时，加适量姜末和盐调味即可。

穴位调理方

按揉太溪穴 滋阴益肾

用拇指指腹按揉太溪穴1~3分钟。

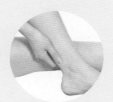

望眼睛：
眼睛是身体变化的"窗口"

望眼要看哪些部位

通过观察眼周围、眼睛本身、眼睛的功能和眼睛分泌物等，可以了解身体的健康状况，尤其是血液和肝脏是否出现问题。

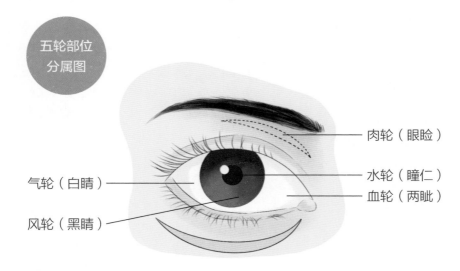

五轮部位
分属图

肉轮（眼睑）

水轮（瞳仁）

血轮（两眦）

气轮（白睛）

风轮（黑睛）

中医学认为，目为肝之窍、心之使，五脏六腑之精气皆上注于目，因此眼睛与五脏六腑皆有密切联系。古人将目的不同部位分属于五脏，后世医家归纳为"五轮学说"，即瞳仁属肾，称为水轮；黑睛属肝，称为风轮；两眦血络属心，称为血轮；白睛属肺，称为气轮；眼睑属脾，称为肉轮。观察五轮的形色变化，可以诊察相应脏腑的病变。

观眼知健康：眼与五脏六腑关系密切

《灵枢·大惑论》记载："五脏六腑之精气，皆上注于目而为之精。"中医认为，五脏六腑的精气会通过经脉上升到眼睛，为其提供营养物质，维持视觉功能。

中医认为目为肝之窍，肝藏血，目得血而能视，久视伤血，如果用眼过度，过多消耗肝血，会使视觉功能减退。

结合眼和经络、五脏的关系，可以对眼进行经区划分。

两眼向前平视，经瞳孔中点做一水平线，并延伸过内外眦，再经瞳孔中心做一垂直线并延伸过上下眼眶，就把眼分为上、下、左、右四个象限。再把每个象限分为两个相等的区域，即成为四个象限，八个等区。一区为肺和大肠，二区为肾和膀胱，三区为上焦，四区为肝胆，五区为中焦，六区为心和小肠，七区为脾胃，八区为下焦。左眼八区按顺时针方向排列；右眼八区按逆时针方向排列。

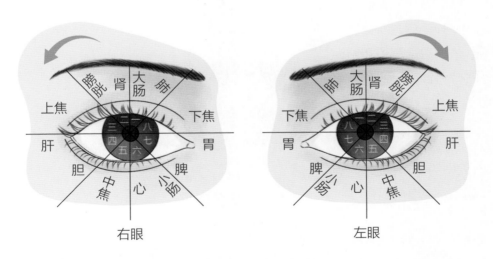

眼与脏腑对应分布图

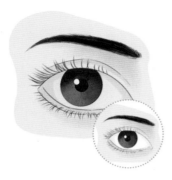

白睛发黄 | 体内湿热，小心黄疸

眼睛发黄首先要考虑黄疸，黄疸一般先从眼黄开始，逐渐遍及全身。在临床上，肝胆疾病是引发黄疸的主要原因，需格外重视。

病理分析

此眼象提示体内有湿热。患者可见发热、口渴、身倦无力、食少纳呆、恶心呕吐、尿黄、面黄等症状。

调理原则

由于肝胆湿热、湿困脾胃等所致的眼睛发黄，调理应以清热利湿、健脾养肝为主要原则。

日常养护

忌饮酒以及对肝脏有损伤的药物；饮食上以清淡、富有营养、易消化的食物为主，可以吃些具有养肝护肝作用的食物，如海带、苋菜、枸杞子等。

🥗 饮食调理方

苋菜玉米糁粥 清利湿热

玉米糁100克，用温水充分浸泡；苋菜50克，洗净后切碎。锅内加适量清水烧开，倒入玉米糁，略滚后转小火，煮至黏稠，加入苋菜碎不停搅拌，熬煮约2分钟，加盐调味即可。

🌿 药膳调理方

鱼腥草白菊茶 清热解毒，利湿

鱼腥草5克，杭白菊3克，甘草2克，冰糖适量，一同泡茶饮用。

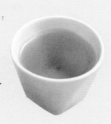

🤚 穴位调理方

按摩阳陵泉穴 疏肝利胆
用拇指指腹按揉阳陵泉穴100～200次。

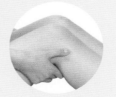

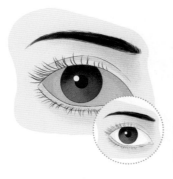

白睛发红 | 体内有实热，感染细菌或病毒

眼睛发红、充血在眼科疾病中很常见，为细菌或病毒感染所致。中医认为，眼睛红者多为实热证。

病理分析

白睛红为肺火盛；整个眼球红而肿痛者，多为感受风邪热毒所致，常伴有眼部发痒、疼痛、视物模糊、有脓性分泌物等症状。

调理原则

调理应以清热解毒、祛风止痒为主要原则。

日常养护

注意个人卫生，不要用脏手揉眼睛，洗脸最好用流动水，脸盆、毛巾等用具应注意消毒；饮食上可以吃些具有清肝作用的食物，如芹菜、绿豆芽、苦瓜、绿豆、莲子等。

🍲 饮食调理方

苦瓜豆腐瘦肉汤　清热去火

苦瓜 150 克洗净，去瓤除子，切片；猪瘦肉 60 克洗净，切小丁，加料酒、香油、酱油腌 10 分钟；豆腐 100 克洗净，切小块。锅内倒油烧热，放入瘦肉丁、苦瓜片翻炒片刻，再加适量水，放豆腐块煮开，加盐调味，用水淀粉勾芡即可。

🌿 药膳调理方

黄连山药饮　泻火解毒

黄连 5 克洗净、烘干，切成薄片，放入纱布袋中，扎口备用；山药 200 克连皮切成厚片。砂锅置火上，放入黄连药袋和山药片，加足量水，大火煮沸后，加入适量冰糖，改小火煨煮 30 分钟，取出药袋即可。

🤲 穴位调理方

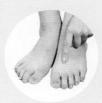

按摩行间穴　平肝祛风

用食指指腹按揉行间穴 100～200 次。

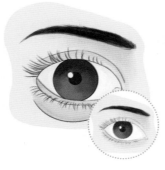

眼球外凸明显 | 内分泌异常，易患甲状腺功能亢进

甲状腺功能亢进会导致眼球明显凸出（并伴有其他症状），近视患者眼球也会凸出，但不是很明显。

病理分析

如果眼球凸起，伴有颈部肿大、多食、消瘦、易怒，则要考虑甲亢可能。如果眼球凸起，且伴有呼吸困难，喘息不能卧，多为肺气肿病症。

调理原则

此眼象多因肝气郁结等引起内分泌紊乱所致，调理应以疏肝解郁为主要原则。

日常养护

注意调畅情志，可培养一些安静的爱好，比如种花、养鱼、养鸟等；平时可以用一些疏肝解郁的中药泡茶饮用，如玫瑰花、香附、佛手等。

🥗 饮食调理方

橘皮山楂粥 疏肝理气，调畅情志

新鲜橘皮20克洗净，切丁；大米50克洗净，用水浸泡30分钟；山楂15克洗净后去核，切块。锅内加适量清水烧开，加入橘皮、大米、山楂，大火煮开后转小火煮40分钟即可。

🌿 药膳调理方

佛手菊花茶 疏肝解郁

佛手10克，菊花5克。将二者放入砂锅中，加入适量水，大火煮开，代茶饮用，加入一些白糖调味即可。

穴位调理方

按摩太冲穴 疏肝解郁

用拇指指腹按揉太冲穴100~200次，至出现酸胀感且足部微微发热为止。

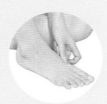

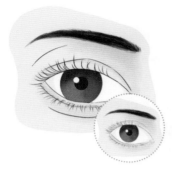

眼球凹陷 | 气血不足，津液亏虚

眼球凹陷多为津液亏虚或气血大伤。如果久病重病者眼球深陷，则表示五脏六腑精气衰竭，病难治或预后不良。

病理分析

双侧眼球同时下陷常见于一些严重脱水患者，因连续呕吐、腹泻导致机体失水过多，或不能饮食造成水液摄入不足等。

调理原则

此眼象多因气血不足、津液亏虚所致，调理应以补气养血为主要原则。

日常养护

可用黄豆、黑豆、红豆、绿豆、小米、黑米、大米、薏米、燕麦、红枣、花生、枸杞子、桂圆等任意搭配，打豆浆或米糊饮用，有助于补充气血。

🍲 饮食调理方

银耳红枣牛肉汤 补气血

牛肉块200克，红枣20克，干银耳5克（泡发去蒂），胡萝卜片50克。所有材料小火煲汤1小时，加盐调味即可。

🌿 药膳调理方

大米黄芪豆浆 调补气血

黄芪10克煎汁备用。黄豆50克、大米20克一同倒入全自动豆浆机中，加黄芪汁制成豆浆，再加入少许蜂蜜调味即可。

👐 穴位调理方

按摩血海穴 调补气血

用拇指指腹按揉血海穴100~200次，至穴位发热或有酸胀感为度。

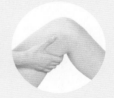

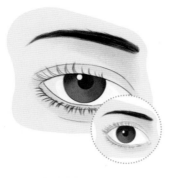

眼睑明显下垂 | 脾肾亏虚，消化不良，夜尿多

眼睑下垂是指上眼皮难以抬举，影响视物。眼睑下垂是许多疾病的早期症状，要引起重视。

病理分析

此眼象提示脾肾亏虚、中气下陷。患者可见体弱乏力、耳鸣、腰膝酸软、食欲不振、尿频、夜尿多等症状。

调理原则

调理应以健脾益气、补肾强肾为主要原则。

日常养护

忌食肥甘厚味，日常可多吃些健脾补肾的食物，如山药、板栗、刀豆、腰果等。眼睑下垂可由轻微症状慢慢加重，应及早进行调理。

🍲 饮食调理方

山药蓝莓粥 健脾补肾，保护视力

大米、糯米各50克，淘洗干净后浸泡1小时；山药60克洗净，去皮，切块；蓝莓洗净。将上述食材一起放入锅内，加适量清水煮粥，待粥熟时，加入少量冰糖煮化即可。

🥣 药膳调理方

莲子银耳山药汤 健脾补肾

银耳20克洗净去蒂，撕小朵；山药100克去皮，洗净，切片；莲子30克，红枣10克洗净。锅中加适量清水，放入所有材料（冰糖除外），大火煮沸后改小火煮至熟烂，加入冰糖即可。

🧘 穴位调理方

按摩阳白穴 缓解眼睑下垂

将双手搓热后，用食指指腹按压前额阳白穴100~200次，力度可以由轻到重自己掌握。

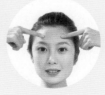

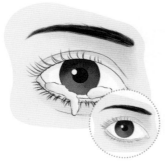

眼睛迎风流泪 | 肝血不足，月经不调，眩晕

有些人会有迎风流泪的症状，如果频繁出现，则对健康不利，要引起重视。

病理分析

肝血不足会导致遇风频繁流泪，伴有形体消瘦，面色无华，唇淡甲白，头晕目眩，舌质淡，女性常伴有月经不调。

调理原则

因肝血不足引起的迎风流泪，调理应以补肝养血为主要原则。

日常养护

散步时可以举目远眺；日常多吃些养肝护肝的食物，如菠菜、茼蒿、胡萝卜、动物肝脏、枸杞子等。

🍲 饮食调理方

菠菜猪肝汤 养肝补血

猪肝 100 克洗净，切薄片后洗净血水；菠菜 150 克洗净，切段。番茄 1 个切小块，加油炒出红汁，再加清水煮沸，加入猪肝片、菠菜段煮熟即可。

🌿 药膳调理方

羊肝枸杞松仁粥 养肝明目

羊肝 80 克洗净，切片；大米 100 克洗净，浸泡 30 分钟；松仁、枸杞子各 10 克，洗净。锅置火上，倒入高汤和适量清水大火烧开，加大米大火煮沸后转小火煮 20 分钟，加羊肝片、松仁、枸杞子，继续熬煮 5 分钟，加适量盐、葱末、香菜末调味即可。

穴位调理方

按摩攒竹穴 开窍明目

用双手食指或中指指腹点按攒竹穴 100～200 次。

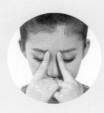

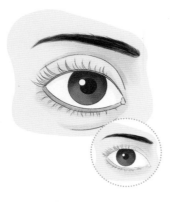

眼浮肿 | 水湿过盛，肾、肠胃功能异常

眼睑浮肿可能是肾或肠胃功能失调引起的。中医认为，脾主运化水湿，肾主水液排泄，如脾肾阳虚，水液运化与排泄功能减弱，则水湿泛滥使人眼睛浮肿。

病理分析

如果眼睑浮肿伴随下半身无力、疲劳或尿频等症状，多因肾虚引起；如果眼睑浮肿伴随恶心、食欲不振、肠鸣等症状，多为脾虚引起。

调理原则

水湿过盛引起的肠胃功能紊乱，调理应以温补脾肾、利水渗湿为主要原则。

日常养护

避免熬夜，临睡前要少喝水，多进行眼部按摩；可以吃些补肾益气、健脾祛湿的食物，如山药、黑豆、鲈鱼、小米、薏米、玉米、冬瓜等。

🍲 饮食调理方

南瓜薏米汤　利尿渗湿

薏米 100 克洗净泡软；南瓜 200 克去皮除子，蒸熟，放入搅拌机中打成泥。薏米加水煮熟，倒入南瓜泥搅匀，加白糖、牛奶调味即可。

🌱 药膳调理方

芡实红枣核桃糯米粥

健脾祛湿，补肾止泻

糯米 100 克、芡实 5 克均洗净，用清水浸泡 2 小时，加入红枣 5 颗、核桃仁 15 克，共煮成粥即可。

🖐 穴位调理方

按摩水分穴　利水消肿

将食指指腹放在水分穴上，按揉 100～200 次，至局部产生酸麻胀感为宜，同时配合有规律的呼吸。

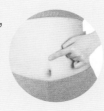

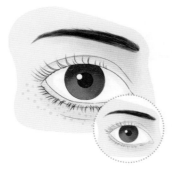

脂肪粒 | 脾虚湿盛，胆固醇过高

脂肪粒是一种黄色颗粒状的小皮疹。起初为米粒大小，发展缓慢，稍隆起，边界不规则。脂肪粒可能是血脂异常（胆固醇过高）的表现。

病理分析

此眼象多提示脾虚湿盛。患者可见身体虚胖、倦怠乏力、胸脘痞满、头晕目眩、四肢沉重或浮肿、胃口不佳等症状。

调理原则

脾虚湿盛引起的血脂异常，调理应以健脾祛湿、活血调脂为主要原则。

日常养护

平时要做到两个"一点"：少吃一点，即饮食要平衡有度；多动一点，可选择健步走、慢跑、游泳及健身操等。

🍲 饮食调理方

荷叶枸杞山楂粥 祛湿调脂

大米 100 克洗净，用水浸泡 30 分钟；枸杞子 5 克洗净；干荷叶 1 张洗净，切片；鲜山楂 15 克洗净，去核。锅内加适量清水烧开，加入上述材料一起煮粥，待米粒软烂时拣出荷叶，加冰糖搅匀即可。

🌿 药膳调理方

决明子桑菊饮 养肝明目，调节血脂

决明子 6 克，菊花干品、枸杞子、桑叶干品各 5 克，一起放入砂锅中，倒入适量清水，煎煮约 5 分钟，滤出汤水，代茶饮用。

穴位调理方

按摩丰隆穴 祛痰湿，通经络

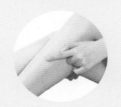

用食指指腹按压丰隆穴 100~200 次。

望耳朵：
人体各脏腑组织器官的缩影

耳朵像一个倒立的人

《黄帝内经》记载"耳者宗脉之所聚也"。耳朵是人体重要部位之一，人体所有经络都汇集于耳朵。按照人体内脏在耳郭的对应分布，整个耳朵就像在子宫内倒置的胎儿，头在下，臀足在上。

看耳朵辨疾病

中医早就有通过观察耳朵的色泽、形态变化来辅助诊断病症的方法。中医讲究望、闻、问、切四诊合参，任何一个小部位的变化都可以为了解身体健康状况提供参考，但最好不要将其单独作为诊断疾病的依据。

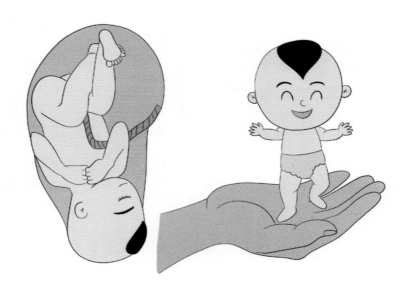

捏耳捏出健康

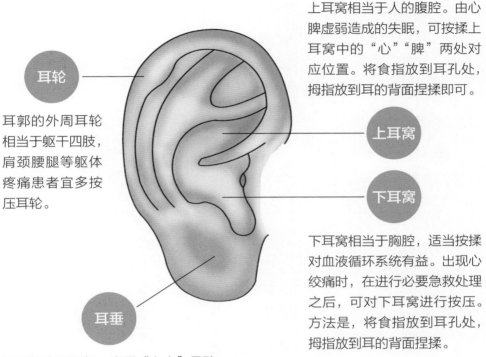

耳轮

耳郭的外周耳轮相当于躯干四肢，肩颈腰腿等躯体疼痛患者宜多按压耳轮。

上耳窝相当于人的腹腔。由心脾虚弱造成的失眠，可按揉上耳窝中的"心""脾"两处对应位置。将食指放到耳孔处，拇指放到耳的背面捏揉即可。

上耳窝

下耳窝

下耳窝相当于胸腔，适当按揉对血液循环系统有益。出现心绞痛时，在进行必要急救处理之后，可对下耳窝进行按压。方法是，将食指放到耳孔处，拇指放到耳的背面捏揉。

耳垂

耳垂相当于面部，当因"上火"导致牙齿、牙龈肿痛，或脸上长痘时，可以用拇指和食指揉捏耳垂，有辅助治疗效果。经常按捏耳垂还能美容养颜。

杨力教授 中医课堂	**看耳朵辨疾病** 所谓"相不独断"，耳朵本身除了大小以外，还有其他特征，比如色泽，耳朵明亮润泽比暗淡干燥好。还有形态，厚的比薄的好，软的比硬的好。要把耳朵的色泽、形态特征结合起来才能做出准确判断。

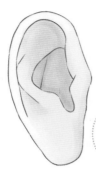

耳郭淡白 | 气血亏虚，贫血

耳朵病色的判断方法与脸色基本一致，一般来说，白色主虚、主寒。气血不足，耳朵失去了营养，没有血色，所以表现为淡白。

病理分析

此耳象多提示气血不足。贫血、失血、胃肠道功能失调、失眠、慢性消耗性疾病等患者的耳郭多淡白无血色。

调理原则

气血亏虚引起的贫血，调理应以健脾养心、补益气血为主要原则。

日常养护

注意休息，避免过度劳累；可以吃些健脾养心的食物，如山药、胡萝卜、莲子、桂圆等，也可适当食用阿胶、红皮花生、黑芝麻、红糖等养血的食物。

🥗 饮食调理方

大麦牛肉粥 滋养脾胃，补益气血

大麦 75 克洗净，用水浸泡 1 小时；牛肉 50 克洗净，切末；胡萝卜 25 克洗净，切丝。锅置火上，加入清水，将上述食材一起放入锅中煮粥，煮至牛肉末熟透时用盐调味即可。

🌿 药膳调理方

阿胶猪肉汤 滋阴补血

瘦猪肉 100 克洗净，切小块。锅内倒入清水烧开，下入肉块煮约 2 分钟，捞出后放入炖盅炖熟，再放入 5 克阿胶炖化，用盐调味即可。

🤚 穴位调理方

艾灸血海穴 调补气血

点燃艾条，距血海穴 3 厘米处施灸，每次灸 10~15 分钟。

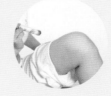

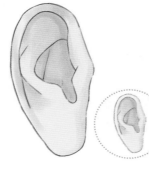

耳轮青黑 | 肾气不足，尿频尿急，阳痿早泄

耳轮青黑，多提示寒盛或血瘀。血脉运行堵塞易形成血瘀，当人体的末端组织缺血缺氧时，耳轮就表现为青黑。

病理分析

耳轮发青的同时发黑，表明肾气不足，久病血瘀；耳垂青色，为房事过多的表现，同时伴有腰膝酸软、小便频多（夜尿多）、滑精或早泄等症状。

调理原则

此耳象多提示肾气不足、气血凝滞，调理应以补肾益气、活血化瘀为主要原则。

日常养护

如果房事后第二天出现疲劳、不愿起床、头晕等感觉，就应减少次数；可以吃些具有补肾益气作用的食物，如山药、板栗、海参、猪肾等。

🥣 饮食调理方

猪肾小米粥 补肾益气
猪肾 50 克除筋去膜，洗净，切片，用盐抓匀，再用水反复冲洗干净，放入小米 30 克与清水适量，加入葱末、姜片共煮粥，粥熟加盐调味即可。

🌿 药膳调理方

牛肉山药莲子汤 补肝肾，强健脾胃
黄牛肉 150 克洗净，切块，焯水；山药 100 克洗净，去皮，切块；莲子 15 克，枸杞子、桂圆肉各 10 克洗净。砂锅内倒入清汤，放入黄牛肉、葱段和姜片，大火烧开后加适量料酒，改小火炖 2 小时，放入山药块、莲子、枸杞子、桂圆肉，小火炖 30 分钟，加盐调味即可。

穴位调理方

艾灸肾俞穴 补肾气
点燃艾条，距肾俞穴 3 厘米处施灸，每次灸 10~15 分钟。

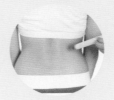

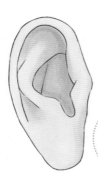

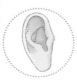

耳朵发黄 | 脾胃气虚，吃饭不香，消化差

中医认为，耳部黄色为脾胃虚弱的表现，伴有消化功能差、食欲不振等症状。

病理分析

耳朵发黄且颜色很深，提示有积食，伴随吃饭不香、食后易饱、脘腹胀满等症状；耳朵赤黄，多提示体内有燥热或者湿热内积。

调理原则

脾胃气虚导致的耳朵发黄，调理应以补中气、健脾胃为主要原则。

日常养护

少吃生冷、辛辣、油腻的食物；可以吃些开胃助消化的食物，如酸奶、苹果、萝卜、橘子、木瓜、山楂等。

🥗 饮食调理方

苹果酸奶饮　促进消化

苹果 300 克洗净，去皮、去核，切小块。将苹果块、250 毫升酸奶放入果汁机中，打成果汁后调入少许蜂蜜即可。

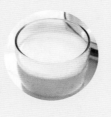

🌿 药膳调理方

山楂桑葚饮　消食化积，活血化瘀

山楂 3 克、桑葚 5 克一起放入杯中，倒入沸水，盖盖闷泡约 10 分钟即可。

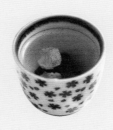

🐇 穴位调理方

按摩足三里穴　调理脾胃，补中益气

用拇指指腹按压足三里穴 100～200 次。

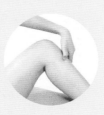

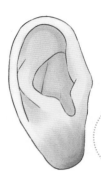
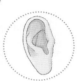

耳垂紫红 | 体内湿热，血糖偏高

排除冻伤的原因，若耳郭颜色加深，呈鲜红色或暗红色，多为体内热盛。耳垂经常紫红，是体内血糖过高的表现。

病理分析

耳垂变为紫红色，继而肿胀发展为溃疡，还容易生痂皮，这可能是体内血糖过高所致，警惕发展成糖尿病。

调理原则

因湿热阻络所致的耳垂紫红，调理应以清利湿热、益气活血为主要原则。

日常养护

饮食宜清淡，不应过饱，勿食肥甘厚味类食物；不管体形胖瘦，每天都应该坚持至少锻炼40分钟。

 ### 饮食调理方

冬瓜虾仁汤 清热利湿

冬瓜300克去皮除瓤、洗净，切小块；虾仁50克去除虾线，洗净。锅置火上，放入清水大火煮沸，放入冬瓜块，大火煮沸后转小火煮至冬瓜熟烂，加入虾仁煮熟，加适量盐调味，淋入少许香油即可。

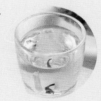

药膳调理方

茅根茶 清热排毒

白茅根5克、绿茶3克一起放入杯中，冲入沸水泡5分钟即可。

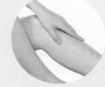

穴位调理方

按摩阴陵泉穴 利尿渗湿

用拇指指腹按揉阴陵泉穴100~300次，以有酸胀感为度。

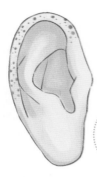
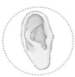

耳朵局部点状红晕 | 慢性胃肠道疾病

耳朵局部有点状或片状红晕、暗红、暗灰等，多见于胃炎、胃及十二指肠溃疡等消化系统疾病。

病理分析

耳朵胃区呈现点状或片状红晕，界限清楚，多见于胃溃疡活动期；胃区片状白色隆起中有点、片状红晕，多是慢性胃炎急性发作；十二指肠反射区上如果看见点状红晕，边缘整齐，或蔓延至耳轮中缘，可能为十二指肠溃疡活动期。

调理原则

此耳象多提示脾气虚弱，调理应以健脾益胃为主要原则。

日常养护

切忌暴饮暴食、饥饱无常，并避免食用坚硬、粗糙、油腻、有刺激性及生冷不易消化的食物。

饮食调理方

蚕豆红豆福寿粥 养护脾胃，增强食欲

蚕豆、红豆各 30 克，浸泡后放入开水锅中，和大米 100 克一起煮粥即可。

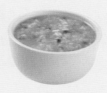

药膳调理方

白扁豆红糖山药羹 健脾暖胃

白扁豆 6 克用淘米水浸泡，去皮加红糖 5 克、山药片 30 克，共同煮熟服用。

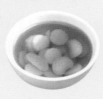

穴位调理方

艾灸中脘穴 健脾和胃，补中益气

点燃艾条，距离中脘穴 3 厘米处施灸，每次灸 10～15 分钟，以施灸部位出现红晕为度。

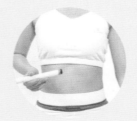

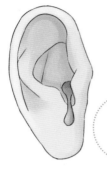

耳内流脓 | 风热上扰，肝胆湿热太重

耳内流脓是指耳内流出脓液，其色或黄或青，其质或稠或稀。耳内流脓以耳朵炎症居多，尤其是中耳炎。

病理分析

此耳象多提示风热上扰、肝胆湿热。患者可见耳部红肿热痛、听力下降、发热、口苦、咽干、便干尿赤等症状。

调理原则

此耳象多因肝胆湿热所致，调理应以清热利湿为主要原则。

日常养护

洗澡、游泳时可在耳朵里塞卫生棉球，防止耳朵进水；饮食应以清淡、易消化的食物为主，可吃些芹菜、荠菜、薏米、绿豆、丝瓜等清热利湿的食物。

🍲 饮食调理方

蛋饼拌荠菜 清热解毒

油锅烧热，放入鸡蛋液（2 个鸡蛋）摊成蛋饼，出锅切成条放盘中。荠菜 200 克洗净，入沸水锅焯熟，捞出切成小段装入盛蛋饼的盘中，加盐、蒜末拌匀即可。

🥗 药膳调理方

槐花马齿苋粥 清热解毒，消炎

鲜马齿苋 30 克洗净、焯软，捞出沥干切碎；槐花 15 克洗净晾干，研成末；大米 100 克淘洗干净。大米加水煮粥，待粥将熟时，加入槐花末、马齿苋碎及红糖，小火煮沸即可。

👐 穴位调理方

按摩阳陵泉穴 清肝利胆

用拇指指腹按揉阳陵泉穴 100～200 次，以出现酸胀感为度。

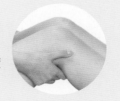

望鼻子：
气色好不好，鼻子说了算

鼻部诊病有根有据

鼻子是人体与外界直接接触的呼吸通道。人体很多穴位分布于鼻子周围，当脏腑功能出现异常时，鼻部的色泽和形态会发生改变，所以可以通过观察鼻部的微小变化来自查疾病。

鼻为肺之窍

鼻位于人体面部正中央，是肺的外窍，气体进出的重要门户。外邪犯肺，常从口鼻而入。鼻及其四周为五脏外相之缩影，五脏的信息皆可集中于鼻。

看鼻子知身体健康

中医认为，通过观察鼻子的色泽和形态变化，可以发现健康问题。比如，正常人的鼻子色泽透亮，晦暗、赤红、青紫等均为病色。鼻尖变硬和心脏的关系密切，反映出心血管可能有病变；如果鼻子有肿块，说明胰腺和肾脏可能有问题；如果鼻子上出现了黑头面疮，则说明进食的油腻食物过多等。

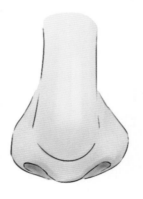

鼻是肺的外窍，
是气体进出的
重要门户

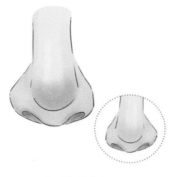

鼻头发黄 | 脾胃运化水湿的能力差

鼻头发黄，多提示脾虚。脾虚的人易遭受外湿入侵，外湿常困阻脾胃使湿从内生。

病理分析

鼻头发黄，多提示脾虚，伴随四肢懒动、倦怠、食欲缺乏等症状；鼻头暗黄兼有丘疹，提示脾胃病已久，体内痰湿较重。

调理原则

此鼻象多因脾虚所致，调理应以健脾除湿为主要原则。

日常养护

可以吃一些有清热、利湿、健脾作用的食物，如绿豆、扁豆、薏米等；脾胃被油腻、寒凉所伤时，可以喝些热粥（糯米粥就很好）。

饮食调理方

莲子薏米甜汤 健脾祛湿，养心安神

锅置火上，倒入适量清水，放入莲子10克、薏米50克，大火煮沸后加入泡发的银耳30克，改小火煮1小时，加入少许冰糖搅匀即可。

药膳调理方

山药薏米茯苓粥 健脾除湿

锅内加清水烧开，加入薏米30克、大米100克，大火煮开后转为小火煮烂，再加入山药块50克，茯苓粉、枸杞子各5克，继续煮30分钟即可。

穴位调理方

按摩脾俞穴 除脾湿

用拇指指腹按揉脾俞穴100~200次。

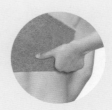

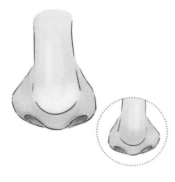

鼻头发白 | 气血虚，易疲劳

鼻头呈现淡白色，提示血虚；如果呈现㿠白色，即白色里面透着一种不自然的青光，则提示气虚。用脑过度、缺乏休息、身体疲劳透支的人易出现气血虚。

病理分析

鼻头淡白，是胃气虚弱、消化功能减退的征兆；鼻头苍白，提示贫血、疲劳。

调理原则

此鼻象多因气血亏虚所致，调理应以健脾养胃、补气养血为主要原则。

日常养护

脑力劳动者要劳逸结合，工作一段时间后，可散步、做操，活动一下筋骨。日常吃些海带、紫米、牛奶、猪肝等食物，有助于缓解疲劳。

🥗 饮食调理方

南瓜红枣紫米粥 气血双补

南瓜 100 克，洗净，去皮除子，切小块；红枣 10 克洗净，去核；紫米 50 克淘洗干净，充分浸泡。将上述食材一起放入砂锅，锅内倒适量清水煮粥，待粥熟时加入适量白糖即可。

🍲 药膳调理方

参桂红茶 温中益气，补气养血

人参 2 克，肉桂 4 克，黄芪、甘草各 3 克，与红茶 5 克一起放入杯中，倒入沸水，盖盖闷泡约 5 分钟即可饮用。

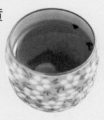

穴位调理方

按揉隐白穴 健脾养血

用拇指指腹按揉隐白穴 100～200 次。

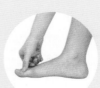

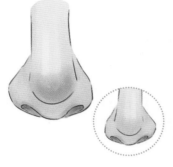

鼻头 青黑 | 气滞血瘀，腹痛，痛经

如果鼻头出现青黑色，说明体内气滞血瘀。鼻头青黑也是疼痛的表现，往往伴有腹痛、女性痛经。

病理分析

中医认为青色对应肝，黑色对应肾。鼻头青黑，常是肝郁气滞、肾阳虚之象。气滞导致血瘀，阳虚易致寒凝经络。

调理原则

此鼻象多因气滞血瘀或寒凝血瘀所致，调理应以行气导滞、活血化瘀为主要原则。

日常养护

可以吃些具有行气活血作用的食物，如油菜、茄子、藕、丝瓜、红糖、乌鸡、木耳、山楂、柑橘等；日常可用桃仁、玫瑰花、茉莉花、红花等中药材泡茶喝。

🍲 饮食调理方

丝瓜红糖汤 活血化瘀，通经络
老丝瓜 200 克洗净，切碎，加水煎汤，再加适量红糖煎煮即可，趁热喝汤。

🌿 药膳调理方

红花三七花茶 活血通经，护心
红花 3 克、三七花 1 克放入杯中，倒入沸水，盖盖闷泡 5 分钟即可。

穴位调理方

艾灸阳陵泉穴 疏肝理气，活血化瘀
点燃艾条，距阳陵泉穴 3 厘米处施灸，每次灸 10～15 分钟。

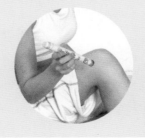

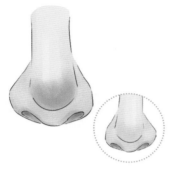

鼻头红肿 | 肺胃实热，饮酒过量，血压偏高

鼻头呈红色或紫色，伴有发肿，可能是血压偏高，或饮酒过多。尤其是饮酒过量时，鼻头和鼻梁常会发红。

病理分析

鼻头和鼻梁发红、发肿，提示肺胃积热或血瘀；鼻翼红赤，提示胃火亢盛。

调理原则

此鼻象多因肺胃积热、肝郁、血瘀所致。调理应以清肝泻肺、活血化瘀为主要原则。

日常养护

饮食上多摄入一些有助于清火的食物，如梨、草莓、绿豆等。

🍽 饮食调理方

草莓葡萄柚汁 生津解渴

葡萄柚 150 克洗净，去皮除子，切小块；草莓 50 克洗净，去蒂，切小块。将上述食材一同倒入榨汁机中，加入适量水搅打均匀后倒入杯中，加入蜂蜜调匀即可。

🌿 药膳调理方

百合绿豆汤 清热解毒

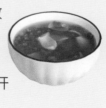

绿豆 50 克洗净浸泡后放入砂锅里，加适量清水，大火煮沸后，再加入百合15 克，用小火煮至绿豆开花即可。

穴位调理方

按摩鱼际穴 清肺泻火

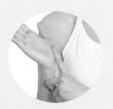

用食指指腹按揉鱼际穴100～200 次。

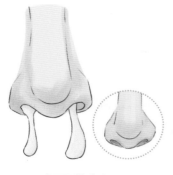

鼻流清涕 | 风寒表证，恶寒发热、鼻塞

鼻流清涕，若伴有恶寒发热、鼻塞等，多属风寒表证。

病理分析

外感风寒引起的流鼻涕，鼻涕清稀而多，伴有鼻塞、打喷嚏、头痛恶寒、咳嗽、舌淡、舌苔薄白等症状。

调理原则

此鼻象多因外感风寒所致，调理应以解表散寒为主要原则。

日常养护

鼻涕清稀，可以吃生姜、葱白、香菜、紫苏等食物；按摩迎香穴，可缓解鼻部不适，改善鼻塞等问题。

🍲 饮食调理方

姜粥 解表散寒

大米 100 克洗净，浸泡 30 分钟；枸杞子 10 克洗净；生姜 20 克，切末。锅内加适量清水烧开，加入上述食材，大火煮沸后转小火煮 30 分钟，熬至粥熟即可。

🌿 药膳调理方

苏叶陈皮粥 散寒止咳

紫苏叶 10 克放入锅中，加入适量清水，开火煎煮 15 分钟左右，滤渣留汁。将 100 克大米、10 克陈皮洗净后放入药汁中，煮至粥稠即可。

穴位调理方

按揉迎香穴 宣通鼻窍
用两食指指腹按揉迎香穴 1~3 分钟。

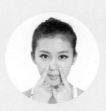

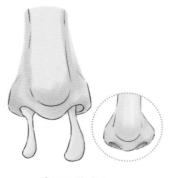

鼻流 浊涕 | 风热表证，发热、咽痛

鼻流浊涕，若伴有发热、咽痛等，多属风热表证。

病理分析

外感风热引起的流鼻涕，鼻涕色黄，质稠量多，伴有鼻塞、出汗、舌红、舌苔黄等症状。

调理原则

此鼻象多因外感风热引起，调理应以疏散风热为主要原则。

日常养护

如果鼻涕色黄且浓稠，一般是有肺热，应多吃芹菜、白菜、香蕉、冬瓜、茼蒿等；少吃容易上火的食物，如羊肉、荔枝等。

饮食调理方

银耳西瓜羹 清热润肺

泡发银耳 150 克，洗净后撕成小朵；西瓜瓤 200 克切丁。锅置火上，加适量清水，放入银耳，熬至软烂，加入冰糖熬化，撇去浮沫。放入西瓜丁，用水淀粉勾芡后，盛出即可。

药膳调理方

桑叶金菊饮 疏散风热

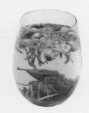

金银花、菊花、桑叶各 5 克，洗净后用开水冲泡 10 分钟，放入冰糖，代茶饮用即可。

穴位调理方

按揉曲池穴 疏散风热

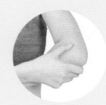

用拇指指腹按揉曲池穴 3~5 分钟，以有酸胀感为宜。

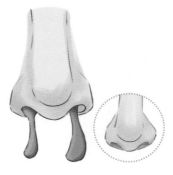

流鼻血 | 体内有火，胃热炽盛

流鼻血的病因比较多，可能是胃火或肝火旺引起的；也可能是鼻黏膜发炎引起的；一些全身性疾病，如血小板减少性紫癜等也会导致流鼻血。

病理分析

胃火炽盛引起的流鼻血较为常见，症状表现为：鼻腔干燥疼痛，出血量多，色鲜红，伴有口渴欲饮、口臭、大便秘结、小便黄、舌红苔黄等症状。这多是嗜酒或过食辛辣厚味，胃火内炽上扰迫血而出所致。

调理原则

胃火炽盛引起的流鼻血，调理应以清泻胃火为主要原则。

日常养护

流鼻血时饮食宜清淡，要注意摄入一些清肺胃之火的食物，如莲藕、雪梨、百合、绿豆等。

🍲 饮食调理方

莲藕雪梨汁 清体内积热

莲藕 100 克洗净，去皮，切小丁；雪梨 150 克洗净，去皮除核，切小丁。将上述食材放入榨汁机中，加入适量饮用水搅打均匀即可。

🌿 药膳调理方

鲜藕百合枇杷粥 清肺胃之火

小米 100 克，洗净；鲜百合 30 克剥开，洗净；莲藕 50 克洗净后去皮，切块；枇杷 30 克洗净，去皮除核。锅内加适量清水烧开，放入上述食材煮粥即可。

🧘 穴位调理方

按摩大都穴 清泻胃火

用拇指指腹按揉大都穴 100~200 次，力度柔和，以有酸胀感为度。

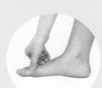

望口唇：
口唇与脾胃强弱息息相关

口唇与脾关系密切

　　《黄帝内经》中指出："口唇者，脾之官也""（脾）开窍于口""其华在唇"，也就是说，脾胃有问题会表现在口唇上。现代医学也认为，唇部有丰富的毛细血管，能灵敏地反映内脏的健康状况。

脾开窍于口

　　脾开窍于口，是指人的饮食、口味等与脾的生理功能有关。如果脾气健运，则食欲旺盛、口味正常。反之，如果脾有病变，则容易出现食欲和口味的异常，如食欲不振、口淡乏味等。如果湿邪困脾，则可出现口甜、口黏。

脾在体合肌肉

　　脾主肌肉，又为气血化生之源，因此，口唇的色泽不但可反映全身气血盛衰，还与脾运化功能是否正常有密切的关系。脾胃运化功能正常，气血旺盛，则口唇红润丰满，左右对称，口中无异味、无结节及增生。如果一个人的嘴唇干燥、脱皮、无血色，则说明其脾胃不好；而嘴唇发暗、皱褶，则代表脾胃功能减弱。

杨力教授 中医课堂	**巳时健脾事半功倍** 巳时（9∶00~11∶00），脾经当令。这个时间段可以做拍打脾经的动作，有助于促进脾胃功能，强身健体。

观口唇诊病，主要看什么

通过观察口唇的色泽和形态变化，可以判断脏腑的功能，以预测疾病。

观口唇颜色诊病

正常人的健康嘴唇颜色为淡粉红色，每个人
体质有差异、年龄各不同，唇色会有一定的深
浅变化。疾病患者的嘴唇颜色会根据其患病种
类不同而有所差异，如贫血患者的嘴唇颜色为淡
白色，心脏病患者的嘴唇颜色则为黑紫色。

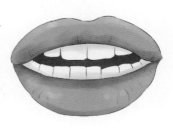

观口唇形态诊病

唇有上下两片，离则开口，合则闭口。唇的形态可以从润燥、形状、
是否生有丘疹或疮等方面进行观察，如唇干燥是燥热津亏引起的，唇上有
疱疹可能是上火或感染病毒所致。口唇的动态变化，如口唇歪斜等也是口
唇异常的表现。

望人中诊病

现代医学认为，人中与泌尿生殖系统的关系
密切。《灵枢·五色》中记载："男子色在于面王
（鼻），为小腹痛，下为卵痛……女子在于面王，
为膀胱子处之病……"所以可以通过观察人中
的变化来了解泌尿生殖系统的情况。

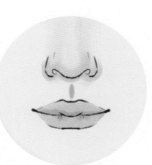

比如，人中宽直、色泽红润，说明肾气旺
盛，生殖器官发育良好；人中窄短、色泽枯滞，说
明肾气不足，可能是生殖系统发生病变。

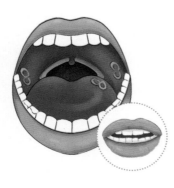

口腔溃疡 | 体内有火，口舌生疮

口腔溃疡属中医"口疮""口糜"范畴。中医认为，本病多由脾胃积热、心火上炎所致。也可因外伤致使血脉瘀阻，郁而化热，腐烂而成疮，或外邪乘虚而入，以致黏膜溃烂而成。

病理分析

多是脾胃积热或心火上炎导致。脾胃积热者，可见口舌生疮、口渴喜冷饮、大便秘结等症状；心火上炎者，可见口舌生疮、红肿疼痛，心烦等症状。

调理原则

调理应以清胃泻火为主要原则。

日常养护

保持心情舒畅、乐观开朗；坚持早晚刷牙、饭后漱口；避免刺激性食物及烟酒，少食多餐，多吃易消化、富含维生素的食物。

饮食调理方

绿豆西瓜粥　除烦止渴

西瓜皮 50 克洗净，切丁；绿豆 25 克用清水浸泡 4 小时。锅置火上，倒入大米 50 克与绿豆一起煮粥，快熟时放入西瓜皮丁煮 5 分钟即可。

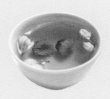

药膳调理方

双花茶　清热利咽

金银花、茉莉花各 3 克一起放入杯中，倒入沸水，盖盖闷泡 5 分钟即可。

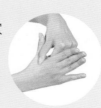

穴位调理方

按摩合谷穴　清热止痛

用食指、拇指夹住合谷穴捏揉，捏揉时缓缓呼气，吸气时手不要动。每侧按揉 100～200 次。

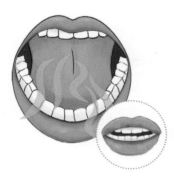

口臭 | 胃火旺盛，口有异味

中医认为，胃火旺盛，或食积于胃，郁而化火，会导致胃阴受损、津液不足、虚火上蒸，胃中浊气随之呼出而出现口臭。

病理分析

此唇象提示胃火旺盛或食积化火。胃火旺盛者，可见口臭、口舌生疮、牙龈肿痛、大便干结等症状；胃肠积食者，口中常有酸臭之味，伴有脘腹胀满、嗳气泛酸等症状。

调理原则

调理应以清泻胃火、消食化积为主要原则。

日常养护

要缓解口臭，饮食上要避免吃辛辣、油腻食物，多吃新鲜瓜果蔬菜。可多喝一些绿茶、薄荷茶、竹叶茶等清新口气。

饮食调理方

荸荠银耳羹 滋阴降火，清新口气

砂锅内放入荸荠丁100克、泡发银耳50克、枸杞子少许，加适量清水置火上，大火烧沸，转小火煮熟，再加适量冰糖稍煮即可。

药膳调理方

薄荷竹叶茶 清热除烦，清新口气

薄荷、竹叶各3克，与车前草1克一起放入杯中，倒入沸水，盖盖闷泡5分钟即可饮用。

穴位调理方

按摩内庭穴 清泻胃火

用食指点揉内庭穴100次左右，也可以用钝头的小棉棒按摩。

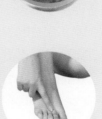

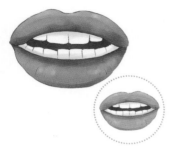

唇色青黑 | 寒凝血瘀，多伴疼痛

正常人唇色红润，是胃气充足、气血调和的表现。唇色青黑，多因寒凝血瘀，或痛极所致。

病理分析

此唇象提示患者体内寒气凝滞、气血不畅，典型症状有手脚冰凉、面色苍白、遇寒腹泻，女性伴有痛经、宫寒不孕等问题。

调理原则

调理应以温阳散寒、活血化瘀为主要原则。

日常养护

可多吃温阳散寒的食物，比如南瓜、红枣、羊肉等，以及活血化瘀的食物如山楂、木耳、红糖等；寒冷的冬天要做好御寒保暖措施；此外，愉快的心情也是化解气血瘀滞的良药。

🍲 饮食调理方

红枣姜糖水 散寒化瘀

锅中加适量清水，烧开后放入 3 片生姜、4 颗红枣和适量红糖，大火煮开后改为小火，煮 15~20 分钟即可。

🌿 药膳调理方

苁蓉枸杞姜糖粥 补肾助阳

肉苁蓉 10 克装入纱布袋，扎紧口后放入锅内，加清水煎煮成药汁，去纱布袋留药汁；枸杞子 10 克洗净；大米 100 克淘洗干净，浸泡 30 分钟。锅内加清水烧开，再加药汁、大米、枸杞子、姜 3 片，煮沸后转小火煮至米熟，最后加入适量红糖调味即可。

🤲 穴位调理方

按揉神阙穴 补阳散寒

用手掌掌心按揉神阙穴 1~3 分钟，以有酸胀感为度。

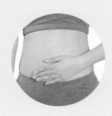

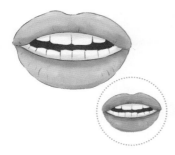

唇色淡白 | 气血不足，乏力，贫血

如果嘴唇呈淡白色，说明身体气血处于相对亏虚的状态。

病理分析

唇色淡白，多属脾胃虚弱，脾胃虚弱容易造成气血不足。胃气虚、脾胃虚寒时常会倦怠乏力，面色发白，唇舌淡白。

调理原则

调理应以调补脾胃、充盈气血为主要原则。

日常养护

适当补充富含优质蛋白质、铁的食物，如猪瘦肉、排骨、黑豆、黑芝麻、去皮禽肉等；不要过度熬夜，否则会加剧气血消耗。

🍽 饮食调理方

山药排骨汤 强健脾胃

猪小排 200 克剁块，焯水，洗净；山药 100 克削皮，洗净，切成片。锅置火上，放入排骨，加入适量清水，大火煮 20 分钟，放入山药片，加入适量米酒、冰糖，煮开后转小火炖煮 20 分钟，调入适量盐即可。

🌿 药膳调理方

陈皮甘草茶 健脾益气

将清洗干净的陈皮、炙甘草各 5 克一起放入杯中，冲入沸水，盖上盖闷泡约 10 分钟后即可饮用。

✋ 穴位调理方

按揉天枢穴 补气血

用拇指指腹按揉天枢穴 1~3 分钟。

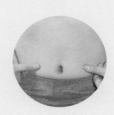

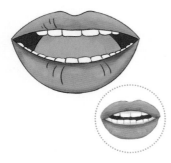

口唇燥裂 | 体内有热，便秘

口唇燥裂是指口唇出现裂隙或裂沟，古称"唇裂肿""唇燥裂"。口唇燥裂说明脾胃虚劳引发内热津亏。现代医学认为，这是体内缺乏维生素 B_2 所致。

病理分析

此唇象提示患者体内有热。实热者脾胃热盛，可见口唇红肿、有裂沟，口臭，大便秘结等症状；虚热者阴虚火旺，可见口唇发红、干裂，虚烦不眠、小便赤黄等症状。

调理原则

此唇象多是脾胃热盛或阴虚火旺所致，调理应以清热滋阴为主要原则。

日常养护

多喝水，及时补充水分；多吃新鲜蔬果，补充维生素；注意不要经常舔嘴唇，否则会使嘴唇越来越干。

饮食调理方

葡萄梨汁 除烦解渴，消痰降火

葡萄 200 克洗净，去子；雪梨 100 克洗净，去蒂除核，切小丁。将以上材料一起放入榨汁机中榨汁即可。

药膳调理方

百合红枣粥 滋阴生津

百合 30 克剥皮、切碎，用清水泡软；红枣 20 克洗净；糯米 50 克淘洗干净，用清水浸泡 2 小时。锅内倒入适量清水烧开，放入糯米煮至九成熟，加红枣和百合煮至米粒熟烂即可。

穴位调理方

按摩支沟穴 清热泻火

用拇指指腹按揉支沟穴 100～200 次，由轻到重，以按摩指压处有酸麻胀痛感为宜。

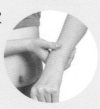

望牙齿和牙龈：
诊察肾与胃肠的病变

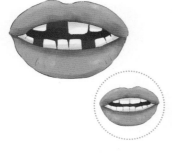

牙齿松动、脱落 | 肾阴不足，腰膝酸软，头晕耳鸣

中医学认为，肾主骨，齿为骨之余；龈护于齿，为手足阳明经分布之处，故望齿与龈可诊察肾与胃肠的病变。牙齿出现松动、脱落，多为肾阴不足。

病理分析

提示患者肾阴不足。肾阴不足的常见症状有腰膝酸软、头晕耳鸣、盗汗、五心烦热等。

调理原则

调理应以滋阴补肾为主要原则。

日常养护

平时常吃黑芝麻、黑米、桑葚、枸杞子等滋补肾阴的食物；17：00~19：00，为肾经当令，可在此时间段拍打肾经。

🍲 饮食调理方

核桃黑芝麻豆浆 补肾强体

黄豆 30 克、花生米 10 克洗净，与核桃仁、黑芝麻各 15 克一同倒入全自动豆浆机中，加适量水，按"豆浆"键后等待豆浆打成即可。

🌿 药膳调理方

黑豆杜仲羊肾汤 补肾壮腰

杜仲 10 克、姜片 8 克、小茴香 3 克一起装入纱布袋中，扎好袋口，放入锅中，加适量水，煎煮 20 分钟后，加入黑豆 50 克及羊肾 200 克，煮至豆、肾熟后，拿掉药包即可。

穴位调理方

推按涌泉穴 补肾强体

用拇指指腹按揉涌泉穴 1~3 分钟。

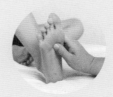

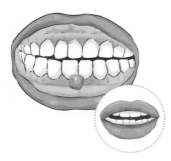

牙龈红肿疼痛 | 胃火亢盛

正常人牙龈淡红而润泽，是胃气充足、气血调和的表现。牙龈红肿疼痛，多因胃火亢盛，火热循经上熏牙龈所致。

病理分析

提示患者胃火亢盛，常伴随大便干燥、口臭、牙龈出血、口腔溃疡等症状。

调理原则

调理应以清泻胃火为主要原则。

日常养护

可以多吃一些清胃火的食物，如绿豆、苦瓜、苦菜、猕猴桃等；还可以用金银花泡水喝，再加适量蜂蜜，清热而不伤胃；不宜进食辛辣、油腻的食物。

🍲 饮食调理方

绿豆冬瓜汤 清热解毒

冬瓜 250 克去皮、去瓤，洗净，切块；绿豆 50 克洗净，浸泡 4 小时。锅置火上，倒入适量清水烧沸，加入适量葱段、姜片，绿豆煮开，转小火煮约 20 分钟；放入冬瓜块，煮至熟而不烂时，加盐调味即可。

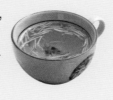

🥗 药膳调理方

金银花蜂蜜茶 清胃火，防便秘

金银花 5 克放入杯子中，用沸水冲泡 5 分钟后，加适量蜂蜜搅拌均匀即可饮用。

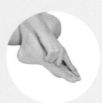

✋ 穴位调理方

按摩厉兑穴 清泻胃火

用食指点揉厉兑穴 100 次左右，也可以用钝头的小棉棒按摩。

舌诊

舌头是人体健康的『晴雨表』

舌诊入门，一点就通

舌头是人体外露的器官

为什么察舌能诊病呢？中医认为，舌就像人体外露的脏器，是观察内在脏腑的窗口。

舌与经络联系密切

经络包括经脉和络脉两部分，经脉是经络系统的主干，是气血出于脏腑，周流全身的主要通道。络脉是经脉的分支，密布全身。

舌为脾之外候，舌苔是由胃气蒸发谷气上承于舌面而成，足太阴脾经连舌本（舌根部）、散舌下；肾藏精，足少阴肾经挟舌本；足太阳膀胱经筋一分支结于舌本；舌为心之苗，手少阴心经之别系舌本；手少阳三焦经的经筋（分支末梢）

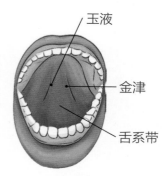

舌下结构示意图

与舌体相连。此外，舌系带两侧的静脉上，有两个经外奇穴，左称金津，右称玉液。这两个穴位与津液（这里指唾液）分泌有关。

舌体通过经络与体内脏腑和体表组织密切相连，当病邪侵犯人体，生理功能出现异常时，疾病信号就会传递到舌体，舌上就会出现各种变化，因此观察舌象可以了解人体的病情变化。

舌能反映出气、血、津液的状态

舌体的形质和颜色与气血是否充盈及运行状态有关；舌苔和舌体的润燥与津液的多少有关。舌下有分泌唾液的腺体，唾为肾之液，涎为脾之液，其生成输布均与脏腑功能有关。因此，通过观察舌体润燥，可以判断体内津液的盈亏及脏腑功能是否正常。

舌诊需要看什么

舌诊主要通过观察舌的颜色、形态、灵活度以及舌下脉络来了解身体情况。

看舌的颜色

正常人的舌体柔软灵活，颜色淡红，舌质滋润，舌面上铺有一层薄薄的、颗粒均匀、湿润度适中的白苔，中医常描述为"淡红舌，薄白苔"。

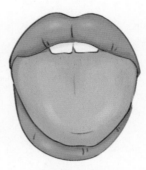

健康舌象

一般来说，虚寒的人舌头颜色会变白、变浅，如贫血、慢性肾炎有浮肿的人大都会这样。热病的人（如感染性疾病、高热、肺炎等）舌体深于常色而呈红色或深红色。舌体呈青紫色则表明体内有寒，大多与瘀血有关，如慢性肝炎、肝硬化、呼吸循环衰竭等。

如果患者连舌苔都没有了，就是中医所说的"镜面舌"，这是病情变复杂或变严重的表现。舌苔剥落，舌面光滑如镜（舌上光），说明胃气大伤，消化、吸收功能都很虚弱，需要采取应急措施。

看舌的形态

理想状态的舌头是大小适中、厚薄适度。生病时的舌头可能会变大或变小，舌体可能出现裂纹或齿痕，舌面可能出现斑点、瘀点等。

看舌的灵活度

正常的舌头应该舌体柔软、运动灵活自如，如果舌头很僵硬，运动不灵活，或不停地颤动，甚至舌体偏向一侧的，要考虑可能有中风、癫痫、肝昏迷等疾病。

看舌下脉络

看舌下脉络时，要把嘴尽量张大，舌尖顶住上面的牙齿根部，能够看到舌头下面有两条粗细适中（直径常在 2 ~ 3 毫米）且平滑的血管。正常状态下，两条血管无明显多余分叉，呈淡紫色。当身体有瘀滞或气血循环不畅的时候，这两条青筋就会非常明显。比如，舌下脉络的颜色由淡紫色转为深紫色或者暗紫色，若年龄在 45 岁以上，则提示有动脉粥样硬化的可能，且随着紫暗程度的加重，其动脉硬化的程度也相应加重。如果舌下两条青筋凸起，变得很粗大，看起来像两条蚯蚓，则是有瘀血的表现，尤其是心脑血管疾病患者，要特别注意血压是否正常。

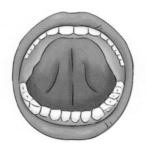

正常舌底血管
直径常在 2 ~ 3 毫米

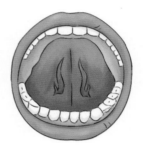

舌底血管粗大
瘀血症状发展中

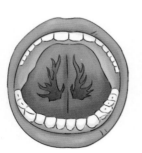

舌底血管怒张
瘀血症状严重

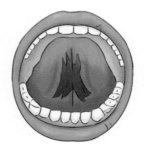

舌底血管紧挨
体内多种瘀积

舌底血管变化图

舌诊的方法及注意事项

"来，让我看看你的舌头！"相信很多人看中医时都曾做过"伸舌头"这个规定动作。舌诊的方法并不复杂，普通人也能初步掌握。

舌诊的姿势

舌诊时，一定要在光线充足时进行（如果是人工光源，光色要尽量接近日光）。可以采取坐位或仰卧位，伸舌时要自然放松（缓慢伸出，不宜太快太紧张），伸出后让舌面平展，舌尖略向下，口尽量张大（但不要过分用力），使舌体充分曝露。

望舌也有顺序

望舌也有顺序，一般看舌尖，再看舌中、舌侧，最后看舌根部，同时看舌体（舌质）的大小、形状、颜色、厚薄度、软硬度、表面裂纹情况和舌苔的厚薄度、颜色、润泽度等。由于卷曲或伸舌时间过长会影响血液的运行而引起舌色改变，而舌苔一般不会出现变化，所以望舌应当先看舌质，再看舌苔。

看舌体时应注意的问题

不要在刚吃过或喝过东西之后去看舌苔。如刚喝过热水，或刚吃过辛辣刺激性食物，舌色可由淡红变为鲜红，或由红色转为绛色；刚喝过牛奶、豆浆等，可使舌苔变白、变厚；吃过橘子、蛋黄、维生素 B_2 等，舌体会被染成黄色；吃巧克力、喝咖啡或长期吸烟，可使舌苔染成灰色、黑色。所以一定要在进食至少半小时以后再看舌体，而且一天内最好多看几次，这样才能判断准确，不易出错。另外，看之前不要刮舌苔，否则会影响准确性。

杨力教授中医课堂

口腔对舌象的影响

牙齿有残缺，可使同侧舌苔偏厚；镶牙，可使舌边留有齿痕；睡觉时张口呼吸，可使舌苔增厚、干燥等。这些因素所导致的异常舌象，不能作为病理征象，看病时应仔细询问鉴别，以免误诊。

警惕舌头发出的异常信号

如果舌头颜色或舌苔有明显异常，就要提高警惕并及时就医。

淡白舌：虚证、寒证的信号

淡白舌属于虚证、寒证之舌象，多出现在气血两虚或阳虚者身上。正常的白苔不超过 1.5 毫米，如果白苔不断加厚，说明寒湿的程度也在加重；如果薄苔突然增厚，说明邪气极盛，迅速入里，要马上就医。

红舌：热证的信号

血得热则行，舌体脉络充盈，舌色鲜红，同正常舌色相比较深，甚至出现裂纹，这是实热或阴虚内热的信号。

舌色由红变紫暗：血瘀久了可能癌变

绛舌多由红舌发展而来，隐隐透出紫色，是热邪深入营血的表现。红绛舌的出现是病情加重的信号，而紫绛、紫暗舌尤为险恶。有瘀血的人，舌体会发暗，舌面还会有瘀点、瘀斑。

研究发现，痰凝血瘀是肿瘤患者的基本病机。在各类肿瘤患者中，暗舌类（暗红舌、淡暗舌、紫暗舌）占比较大。其中，紫暗舌以肝癌为多见。

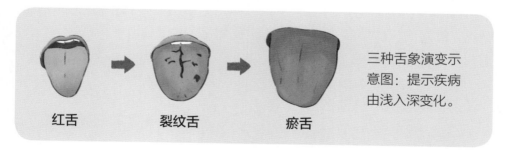

红舌　　　　裂纹舌　　　　瘀舌

三种舌象演变示意图：提示疾病由浅入深变化。

舌苔由白变黄：病情逐渐加重

黄苔是脾胃热病的信号，舌苔由白变淡黄，由淡黄变棕黄，由棕黄变焦黄，说明疾病由表入里，病情在逐渐加重，如肺炎、胆囊炎、阑尾炎患者病情加重时就常有这种变化，应引起重视。

看舌头颜色：舌色蕴藏疾病信号

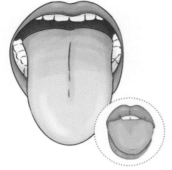

**舌色
淡白** | 体内虚寒，畏寒怕冷，月经不调

　　舌色比正常淡，白多红少，甚至全无血色，即为淡白舌。淡白舌多为虚证之舌象。

病理分析

　　淡白舌是身体虚寒的征象，常伴有畏寒怕冷、月经不调、小便不利等症状。

调理原则

　　此舌象多是气血不足和阳虚所致，调理应以补虚祛寒、益气生血为主要原则。

日常养护

　　平时可多吃一些补虚祛寒、益气补血的食物，如红枣、荔枝、桂圆、板栗、牛肉、鸡肉、山药、南瓜等。

🍱 饮食调理方

南瓜牛肉汤　温中散寒

南瓜 300 克去皮、去瓤，洗净，切块；牛肉 250 克洗净，去筋膜，切块，焯水。锅内倒入适量清水，大火烧开，放入牛肉块和姜丝，大火煮沸，转小火煮约 1.5 小时，加入南瓜块再煮 30 分钟，加盐调味，撒上葱花即可。

🌿 药膳调理方

生姜红糖水　舒缓经期不适

生姜 20 克洗净，去皮。锅内加适量清水，放入生姜，煮 15 分钟，加入适量红糖，再熬煮 10 分钟即可。

🤸 穴位调理方

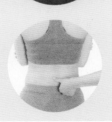

按摩腰阳关穴　补阳驱寒

用拇指指腹按揉腰阳关穴 100~200 次。

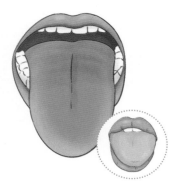

舌色鲜红 | 体内有热，心烦口渴

舌色鲜红，同正常舌色相比颜色较深，现代医学认为是黏膜上皮浅表层有炎症，毛细血管扩张所致。中医认为，红舌主热证，可能是身体积热过多、缺乏水分或津液所致。

病理分析

舌红干燥少津，是阴虚、津液受损的征象，说明外感热病向里传入心营，致使阴液受损，可见于多种感染性疾病，如肺炎、脑膜炎等，此外，患者常伴有心烦口渴等症状。

调理原则

此舌象多是内热伤阴所致，调理应以滋阴降火、清热润燥为主要原则。

日常养护

避免熬夜；锻炼时避免大量出汗，及时补充水分；日常可选择玉竹、百合、麦冬、石斛等滋阴清热的中药泡茶、煮粥或熬汤喝。

🍱 饮食调理方

西瓜莲藕清凉汤 除烦止渴，清热润燥

莲藕 100 克、苹果 80 克、雪梨 60 克、番茄 50 克分别洗净，去皮，切小块；西瓜 100 克切小块。所有材料放入榨汁机榨汁，调入适量蜂蜜搅匀即可。

🌱 药膳调理方

百合南瓜粥 滋阴清火

鲜百合 50 克剥开，洗净；南瓜 250 克去皮去瓤，洗净，切小块。锅内加清水烧开，加糯米 100 克、南瓜块煮至黏稠，加鲜百合稍煮即可。

穴位调理方

按摩然谷穴 清热泄浊

用拇指指腹按揉然谷穴 100～200 次，按摩至穴位微微发热即可。

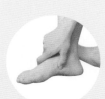

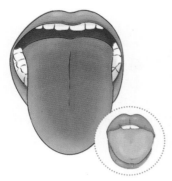

舌色 | 热邪较盛，
绛红 | 高热

舌色深红且隐隐透出紫色，多由红舌发展而来，是热邪深入营血的表现。中医认为，绛舌颜色越深，表明热邪越重。

病理分析

绛舌提示热证，具体要根据有苔或无苔、有津液或无津液等情况来判断是邪热亢盛还是阴虚火旺。

调理原则

此舌象多是热邪入血所致，调理应以滋阴降火或清热凉血为主要原则。

日常养护

热退过程常有大量出汗，及时用干毛巾擦拭，并更换衣服，防止着凉感冒；可根据病情发展吃些瘦猪肉、鸭肉、荸荠、银耳、绿豆等甘凉滋润之品。

🍲 饮食调理方

芝麻绿豆黑豆浆 滋阴降火

黑豆 30 克、绿豆 20 克洗净，提前浸泡一夜，与洗好的黑芝麻 10 克一起放入豆浆机中，按"五谷豆浆"键，待制作完成即可。

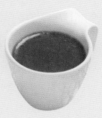

🌿 药膳调理方

女贞子黑芝麻桑葚汤 滋补肾阴

女贞子 8 克，黑芝麻、桑葚各 5 克，水煎取汤，早晚空腹温服。

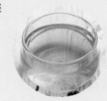

🤲 穴位调理方

按摩照海穴 滋阴降火

用拇指指腹按揉照海穴 100～200 次。

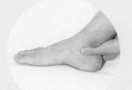

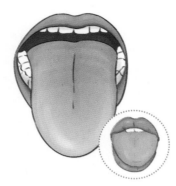

舌色青紫 | 气血不畅，警惕癌症

青紫舌的表现形式有全舌呈淡紫色、深紫色，或舌面有黑色瘀点、斑块、条纹等。出现青紫舌的人多是各种慢性疾病发展至中晚期。

病理分析

舌头发青发紫，是气血运行不畅的表现。与瘀血积滞有关的慢性病，如冠心病、肺心病、慢性肝病等可见青紫舌。在肝癌患者的舌两侧（中医属肝胆区）常会见到黑色条纹斑块。

调理原则

此舌象多是气血运行不畅、瘀血阻络所致，调理应以活血化瘀、凉血解毒为主要原则。

日常养护

可做一些柔缓的运动，如散步、打太极拳、做操等，并持之以恒，帮助气血运行。

饮食调理方

洋葱紫菜芹菜汤　活血化瘀

芹菜 100 克择洗干净，切段；番茄 1 个洗净，用开水烫一下，去皮，切块；荸荠 3 个洗净，去皮，切块；洋葱 50 克洗净，切丝。将以上所有材料加水煮汤，出锅前放入紫菜 15 克、少许盐调味即可。

药膳调理方

丹参红花粥　活血化瘀

丹参 10 克润透，切成薄片；红花 5 克洗净；大米 100 克洗净。将大米与丹参、红花一同放入锅中，加入 1000 毫升清水，先用大火煮沸，再改用小火慢煮 30 分钟，最后加入白糖即可。

穴位调理方

按压膈俞穴　活血化瘀

用拇指指腹按压膈俞穴 100～200 次。

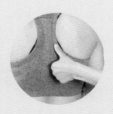

看舌头形状：
舌为心之苗，有病早知道

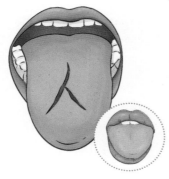

舌有裂纹 | 阴虚血亏，睡眠不安

正常人舌背正中有一条裂纹，称为"正中沟"，当舌面出现纵横、深浅、长短不一的裂纹即为裂纹舌。裂纹舌是阴虚热盛、津液损伤的表现。

病理分析

此舌象提示身体阴虚火旺，热伤阴液。患者可见高热、脱水、烦躁失眠、舌干口臭、倦怠乏力等症状。

调理原则

此舌象多是热盛伤阴所致，调理以滋养阴液、清心泻火为主要原则。

日常养护

注意不要食用辛辣刺激性食物，最好食用米汤、菜汤、粥、豆浆及果汁等易于消化的食物。

🍲 饮食调理方

萝卜鸽肉汤　滋阴补液

乳鸽 250 克洗净，切块，放入沸水中焯透，捞出；白萝卜洗净，切块。油锅烧热，放入鸽肉翻炒，加适量清水炖至鸽肉八成熟，再倒入白萝卜块炖熟，加盐、香菜末调味即可。

🌿 药膳调理方

麦冬竹叶粥　清心火

麦冬、淡竹叶各 10 克，红枣 6 颗，洗净后加水煎煮，去渣取汁；大米 100 克洗净，加汁液煮粥即可。

穴位调理方

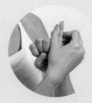

按揉少冲穴　滋阴清热

用拇指指腹按揉少冲穴 100～200 次。

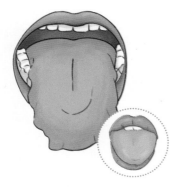

舌有齿痕 | 脾肾阳虚，四肢冰凉，遇寒腹泻

舌质胖嫩，颜色较正常舌浅，舌边有明显的齿痕。舌质淡白而胖嫩，大多是阳气虚衰所致；舌边有明显的齿痕，说明脾虚导致痰湿内停。

病理分析

此舌象提示患者身体有虚证，多为脾肾阳虚。伴有身重体沉、乏力、遇寒腹泻、四肢冰凉、食欲缺乏、小便清长等症状。

调理原则

此舌象多是脾肾阳虚、水湿内盛所致，调理应以健脾祛湿、温阳补肾为主要原则。

日常养护

注意腰部保暖，避免过度劳累；日常注意防寒，避免风邪、湿邪等入侵。可以经常食用性质温热及具有暖脾胃、补肾阳作用的食物，如羊肉、鸡肉等。

🍲 饮食调理方

韭菜虾仁粥　补肾阳，健脾胃

韭菜 30 克洗净，切段；虾仁 80 克洗净；大米 100 克洗净，浸泡 10 分钟。锅内加适量清水烧开，加入大米，大火煮开后转小火煮 30 分钟，加入虾仁，略煮后倒入韭菜段，加盐调味即可。

🌿 药膳调理方

当归羊肉汤　健脾温阳

白萝卜 200 克洗净，切块；羊肉块 500 克洗净，焯水；当归片 10 克洗净。锅中倒入适量水，放入羊肉块、白萝卜块、当归片、姜片、料酒，大火烧开，改小火炖到肉烂，加盐调味即可。

穴位调理方

艾灸神阙穴　补肾暖胃

点燃艾条，在神阙（即肚脐）穴上方 1.5～3 厘米处施灸，每次灸 10 分钟。

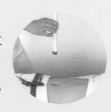

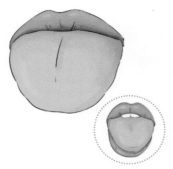

舌头胖大 | 脾肾两虚，水湿内停，小便不畅

舌体较正常舌明显大而厚，伸舌时舌体满口，这主要是脾肾阳虚、气化失常、津液输布障碍，体内水湿停滞所致。观察时注意舌体的颜色、有无舌苔等。

病理分析

舌体胖大而嫩，色淡，舌苔薄白，舌边有齿痕，多为脾肾阳虚；舌体胖大，色淡红，苔黄腻，多为脾胃湿热。常伴水液代谢失常，有小便不利、水肿、消化不良等症状。

调理原则

此舌象多是水湿内停、阳气受损所致，调理应以祛湿健脾为主要原则。

日常养护

可以适当吃些山药、黑芝麻、黑鱼、羊肉、猪肚、茯苓、薏米等具有健脾补气、利水渗湿作用的食物。

🥗 饮食调理方

芡实薏米老鸭汤 祛湿清热利尿

薏米50克、芡实15克洗净，浸泡3小时；老鸭1只去毛及内脏，洗净，剁成块。将老鸭放入锅内，加适量清水，大火煮沸后加入薏米和芡实，小火炖煮2小时，加盐调味即可。

🌿 药膳调理方

薏米茯苓馒头 健脾利尿

薏米20克，研成细粉；茯苓10克烘干，研成细粉。将薏米粉、茯苓粉、面粉250克加酵母3克和匀，加水适量，揉成面团，发酵待用。将面团分成20克左右的馒头坯，上笼蒸20分钟即可。

🤸 穴位调理方

按摩漏谷穴 健脾利湿

用食指指腹按揉漏谷穴5~10分钟，以有酸胀感为度。

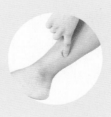

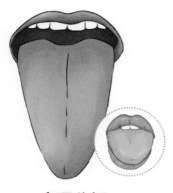

舌头瘦薄 | 气血亏虚，面色萎黄

舌体比正常舌瘦小而薄。此舌象提示气血不足，肝脾肾亏虚。

病理分析

此舌象患者多见面色萎黄、肩背腰腿酸痛、食欲缺乏、头昏脑胀、骨质疏松、四肢乏力等症状。

调理原则

此舌象多是气血亏虚的表现，调理应以调补气血、补益肝肾、祛除湿邪为主要原则。

日常养护

适当食用动物肝脏、黑芝麻、木耳、桑葚、鸡肉、鸡蛋、墨鱼、鳝鱼、菠菜、红枣、葡萄等；平时可练习瑜伽、太极拳、站桩等舒缓运动，尤其适合体弱不爱运动的人。

🥗 饮食调理方

菠菜猪肝粥　养肝补血

猪肝100克，洗净去血水，切薄片，用料酒腌渍10分钟；菠菜洗净后焯烫10秒钟，捞起切小段。以上食材与大米100克、姜丝10克共煮粥，加盐调味即可。

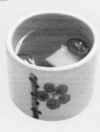

🌿 药膳调理方

桂圆红枣木瓜茶　补益气血

干桂圆肉8克洗净；木瓜肉20克切片；红枣5颗去核、切片。将所有材料一起放入杯中，冲入沸水，盖盖闷泡约8分钟即可。

👐 穴位调理方

按摩足三里穴　健脾益胃

用拇指指腹稍用力点揉足三里穴100~200次，以感觉酸胀为宜。

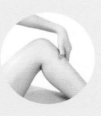

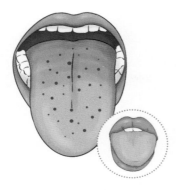

点刺舌 | 内热过盛，口腔溃疡，头晕目眩

　　舌面上有许多红色或紫红色的星点（像草莓），颜色深于舌质。点刺舌多提示体内热盛。

病理分析

　　红点密集于舌尖及舌前中部，主邪热炽盛，是热入营血的表现，多见于急性热性病，如肺炎。红点密集于舌边，则为肝胆火旺，常伴有头晕目眩症状。

调理原则

　　调理应以清热解毒、滋阴生津为主要原则。

日常养护

　　不吃辛辣刺激、煎炸等油腻、易上火的食物；多吃清热生津的食物，如梨、西瓜、绿豆等。

🍽 饮食调理方

百合莲子绿豆粥　清热解毒

大米 60 克、干百合 10 克、绿豆 50 克、莲子 25 克洗净后用水充分浸泡。锅内加适量清水烧开，加入大米、莲子、绿豆煮开后转小火煮 30 分钟，加入百合、冰糖煮 5 分钟即可。

🌿 药膳调理方

胖大海薄荷茶　清热利咽

将胖大海 2 枚、薄荷叶 3 克一起放入杯中，倒入沸水，盖盖闷泡约 8 分钟即可。

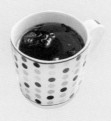

🤲 穴位调理方

按摩商阳穴　清热解毒

用拇指指腹按压商阳穴 50～100 次。

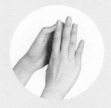

看舌体动态：提示脏腑功能的强弱

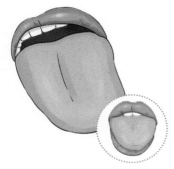

歪斜舌 — 肝风内动，夹痰或夹瘀，多见中风先兆

伸舌时舌体偏向一侧，或左或右。多见于中风或中风先兆。

病理分析

歪斜舌多因肝风内动、夹痰或夹瘀，痰瘀阻滞一侧经络，舌肌收缩无力，导致伸舌时舌体向该侧偏斜。

调理原则

调理应以平肝熄风、祛痰化瘀为主要原则。

日常养护

日常饮食以清淡、有营养的食物为主，避免食用高脂肪、高胆固醇、辛辣刺激性的食物，戒烟酒。每天保持规律作息，不要熬夜。

🍲 饮食调理方

荸荠绿豆汤 清肝去火

绿豆洗净，用水浸泡2小时；荸荠洗净去皮，切小粒；柠檬去皮除子，切小块。砂锅里加适量清水，放入上述食材，大火烧开后转小火熬煮20分钟即可。

🌿 药膳调理方

天麻鱼头汤 熄风止痛

锅内倒适量油烧热，放鱼头1个煎片刻，加香菇30克、鸡肉50克略炒，倒入适量清水，加入天麻片5克及葱段、姜片，小火煮20分钟，加适量盐调味即可。

穴位调理方

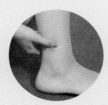

按揉悬钟穴 平肝熄风

用拇指指腹按揉悬钟穴1~3分钟。

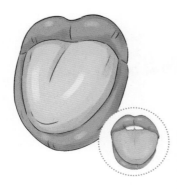

吐弄舌

心脾有热，口舌生疮，夜寐不眠

舌伸于口外，不能即时回缩者，称为吐舌；舌微露出口，立即收回，或舌反复舓口唇四周，伸缩不停者，称为弄舌。中医学认为，吐弄舌多因心脾有热引起。

病理分析

心开窍于舌，脾开窍于口，心脾有热，故舌常伸于口外。

调理原则

调理应以清心健脾为主要原则。

日常养护

心火旺盛者可适量食用莲子、绿豆、西瓜等食物，脾虚湿热者可适量食用红豆、冬瓜、木瓜等；睡好子午觉，晚上在子时（23：00～1：00）熟睡，白天在午时（11：00～13：00）午休，避免熬夜。

🍚 饮食调理方

猕猴桃银耳莲子羹　清心健脾

猕猴桃 200 克去皮，切丁；莲子 10 克洗净；干银耳 5 克泡发，去蒂，撕成小朵。锅内放水，加入银耳，大火烧开，加入莲子，转中火熬煮 40 分钟，加入冰糖、猕猴桃丁，拌匀即可。

🥗 药膳调理方

芦根粥　清胃火

芦根洗净，加清水煮汁；大米洗净。锅中加水适量，倒入大米，熬煮至八成熟时，倒入药汁至粥熟烂即可。

穴位调理方

按揉劳宫穴　清心火

用拇指指腹按揉劳宫穴 1～3 分钟。

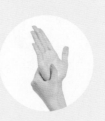

看舌苔：消化功能强弱的标志

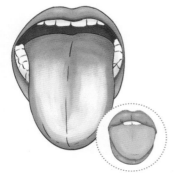

厚苔 | 脾虚湿阻，里热，食积

看舌苔的厚薄可推断病邪的盛衰、病位的深浅。薄苔多表示身体正常或病邪在表，病势较轻；舌苔由薄变厚，表示病邪由表入里。厚苔多因胃气夹湿浊、痰湿、食滞等邪气入里所致。

病理分析

厚苔是湿气重的信号，提示病邪盛且入里，可伴有消化不良、上腹胀闷、恶心等症状。

调理原则

此舌象多是脾虚不能运化水湿所致，调理应以益气祛湿为主要原则。

日常养护

盛夏暑湿较重的季节，要减少户外活动的时间；切勿过食生冷瓜果，可适当食用具有益气祛湿作用的食物，如薏米、莲子、白扁豆、猪肚等。

🍚 饮食调理方

山药薏米芡实粥 健脾益气，祛湿

糯米 80 克、薏米 20 克、芡实 10 克洗净后用水浸泡 4 小时；山药 50 克去皮，洗净，切块；红枣 3 颗洗净。锅内加适量清水烧开，加入以上食材煮熟即可。

🥗 药膳调理方

佛手猪肚汤 理气和胃

猪肚 1 个去肥油，漂洗干净；佛手 15 克洗净，切片。将姜片 10 克放入水锅中煮沸，放入猪肚再煮沸。将姜片与猪肚捞出，猪肚切成小条，将佛手片、姜片、猪肚条放入锅内加水再煮 1 小时，加盐调味即可。

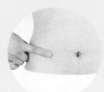

🤏 穴位调理方

按揉大横穴 消腹胀

用食指指腹按揉大横穴 1~3 分钟。

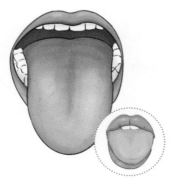

燥苔 | 胃热炽盛，便秘，口臭，牙痛

正常舌苔由于口腔内唾液不断分泌，应干湿适度、不滑不燥。如果舌苔干燥、缺少津液，则为燥苔，一般提示高热、吐泻伤津。

病理分析

燥苔为热病伤津、阴液亏损之象。如果舌苔干燥偏白，表示身体中水液循环不佳；如果舌苔干燥而色黄，为胃热炽盛，损伤津液，多伴有牙龈肿痛或出血、口臭、口干口渴、大便干硬等症状。

调理原则

此舌象多是体内积热过多所致，调理应以滋阴清热为主要原则。

日常养护

可多食用一些清补滋阴的食物，如雪梨、银耳、冬瓜、黄瓜、豆腐、白萝卜、白菜等。

饮食调理方

莲子雪梨银耳羹 清胃火

干银耳 5 克泡发，去蒂，撕成小朵；莲子 15 克、枸杞子 10 克洗净；雪梨 200 克洗净，去核，连皮切块。将银耳、莲子放进锅中，加水烧开，转小火慢慢熬至发黏，再放入雪梨块、枸杞子、冰糖，继续熬至银耳软烂即可。

药膳调理方

金橘芦荟黄瓜汁 开胃消食，生津止渴

金橘 100 克洗净，对半切开，去子；芦荟 10 克洗净，去皮，切小块；黄瓜 150 克洗净，切小块。将以上食材放入榨汁机中，加适量饮用水搅打均匀，加入少许蜂蜜调匀即可。

穴位调理方

按摩解溪穴 清泻胃火

用拇指指腹按压解溪穴 100~200 次。

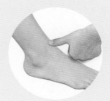

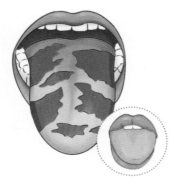

腐苔 痰浊积滞、宿食难消，胃肠溃疡

腐苔多属热证，苔质颗粒疏松粗大，如豆腐渣或食物残渣，厚厚一层分布堆积，擦拭容易剥落。

病理分析

腐苔是食积肠胃、痰浊内蕴及溃疡的信号，要考虑身体是否有炎症（胃及十二指肠溃疡、肝炎、胆囊炎等）。

调理原则

此舌象多是阳热有余、湿浊内盛、痰饮停聚所致，调理应以清热利湿为主要原则。

日常养护

运动时衣着轻透，且要经常晒太阳或进行日光浴；可适当食用具有清热利湿作用的食物，如莲子、白萝卜、丝瓜、荸荠、薏米、莲藕、绿豆等。

🥗 饮食调理方

萝卜莲藕汁 清内热，化痰

白萝卜 100 克和莲藕 80 克洗净，去皮切块。将切好的白萝卜块、莲藕块一同放入榨汁机中，加入适量饮用水搅打均匀后倒入杯中，加入少许冰糖调匀即可。

🌿 药膳调理方

瓜皮绿茶 清热利湿，消食下气

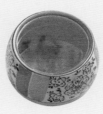

西瓜皮、冬瓜皮各 30 克，水煎取汁，再将药汁煮沸，冲入盛有绿茶叶、冰糖的杯中，加盖闷 15 分钟即可。

🐾 穴位调理方

按摩太白穴 调和胃气

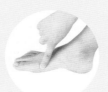

用食指指腹稍用力按揉太白穴 100～200 次，以有酸胀感为度。

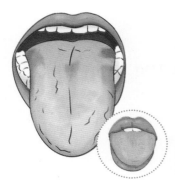

腻苔 | 痰湿过盛，积食、腹泻

腻苔主痰湿内蕴，其苔质颗粒细腻紧密，紧贴于舌背，不易刮去，舌面好像覆了一层油腻的黏液。

病理分析

白腻为寒湿，黄腻为湿热，多伴有积食、腹泻等症状。腻苔常与消化道系统疾病有关，如慢性肝炎、溃疡、慢性胃炎等。

调理原则

此舌象多是湿浊内蕴，阳气被遏所致，调理应以通阳泄浊、化痰祛湿为主要原则。

日常养护

可进行跑步、健步走、游泳、瑜伽、太极等"有点喘、会流汗"的运动（湿气可随汗水散发出去）。注意运动出汗时要及时擦拭，尤其是颈、腋等处。

🍲 饮食调理方

海带冬瓜汤 清热化湿，祛痰

冬瓜 200 克洗净，去皮去瓤，切块；干海带 20 克泡软洗净，切片。锅置火上，倒适量清水，放入冬瓜块、海带片煮熟，出锅前加葱末、盐、香油调味即可。

🌿 药膳调理方

砂仁藿香粥 化湿健脾

砂仁 5 克研成细末；藿香 10 克择净，放砂锅内加水浸泡 10 分钟后，水煎取汁；大米 100 克洗净，浸泡 30 分钟。用藿香汁将大米熬成粥，粥熟时放入砂仁末和冰糖，再煮一两沸即可。

🤚 穴位调理方

按揉地机穴 健脾利湿

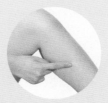

用食指指腹按揉地机穴 100～200 次。

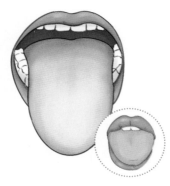

白苔 | 体内有寒，四肢冰冷，外感病初期

苔色发白为白苔，是寒证的信号。苔薄白而润，或表证初起，或里证病轻，或阳虚内寒。常见于外感病的初期，是身体虚弱的轻症。

病理分析

这种舌象多见于外感风寒，常伴有恶寒恶风，头项强痛，肢冷，无汗，身痛。

调理原则

调理应以祛风散寒、解表为主要原则。

日常养护

患风寒感冒后，可以用20克生姜、10克红糖一起煮水饮用，可以祛风散寒、温暖身体。

🥗 饮食调理方

红糖姜汁蛋包汤 解表散寒

锅中加适量水，放入姜片5克，用小火煮10分钟。在姜水中磕入1个鸡蛋成荷包蛋，煮至鸡蛋浮起，加入适量红糖搅匀即可。

🌿 药膳调理方

姜糖紫苏叶饮 调理风寒

生姜片3克、紫苏叶5克、葱段5克放入锅中煮开后转小火煮3分钟，关火后闷七八分钟，加适量红糖搅匀即可。

🤸 穴位调理方

按摩风池穴 祛风散寒

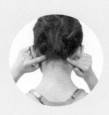

用食指指尖按压颈部两侧的风池穴1~3分钟。

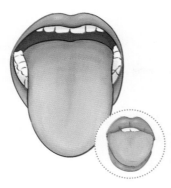

黄苔 | 脾胃热盛，积食不消化

黄苔是由白苔发展而来，是病已入里，邪已化热的表现。黄而干为热伤津，黄而腻则为湿热。一般来说，浅黄为微热，深黄热较重，黄色越深，热邪越重。

病理分析

黄苔是里证、热证的信号，常见于脾胃热病，多伴有消化不良、食欲不振、心烦口渴等症状。

调理原则

此舌象多是脾胃积热、表邪入里化热所致，调理应以清热降火为主要原则。

日常养护

可多吃一些具有清热降火作用的食物，如绿豆、雪梨、荸荠、鸭肉、白萝卜、冬瓜、白菜等。不宜吃辛辣刺激和油炸类食物，如辣椒、烤鸭、炸鸡等。

🍲 饮食调理方

白萝卜蜂蜜水 滋阴降火

白萝卜 100 克，生姜 10 克，洗净，去皮切片。锅中放入白萝卜片、姜片，加水，大火煮沸，转小火煮约 30 分钟，加蜂蜜调味，趁热饮用即可。

🌿 药膳调理方

芹菜百合豆腐粥 清热去火

芹菜 80 克洗净，切末；豆腐 80 克洗净，切小块；干百合 10 克洗净泡软；大米 100 克洗净。锅内加适量水，放入大米煮粥，七成熟时加入豆腐块、百合，适量姜丝、葱末、盐，再煮至粥将熟，放入芹菜末煮开，调入香油即可。

🖐 穴位调理方

按摩厉兑穴 清胃火

用食指按揉厉兑穴 100～200 次，以有酸胀感为宜。

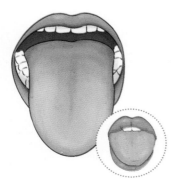

灰苔 | 湿浊内阻，脏腑功能减退

灰苔常由白苔转化而来，或与黄苔并见。灰白苔主寒湿内蕴，灰黄苔多为热盛伤津或湿热内蕴。

病理分析

灰苔有寒证和热证之分。苔灰白而滑润的，为虚寒或寒湿，伴有肢体困重、口淡不渴等症状；苔灰黄干燥的，多为实热伤津，常见于外感热病。

调理原则

此舌象多是湿浊内阻所致，调理应以健脾祛湿为主要原则。

日常养护

睡前用藿香煎汁泡脚（祛湿气）；饮食上少吃油腻之品、甜食、冷饮，多吃点具有健脾祛湿作用的食物，如冬瓜、薏米、红豆等。

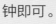 **饮食调理方**

扁豆薏米红枣粥 健脾祛湿

薏米 50 克、白扁豆 20 克、莲子 15 克洗净，用水浸泡 4 小时；大米洗净；红枣 5 颗洗净，去核。锅内加适量清水烧开，放入以上材料，大火煮开后转小火熬煮 50 分钟，加入陈皮 3 片继续煮 10 分钟即可。

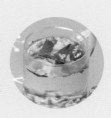

药膳调理方

薏米荷叶茶 祛湿消肿

炒薏米 10 克、干荷叶 5 克、干山楂 4 克一起放入杯中，冲入沸水，盖盖闷泡约 8 分钟即可。

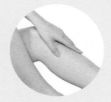

穴位调理方

按摩阴陵泉穴 健脾渗湿

用拇指指腹按揉阴陵泉穴 100～200 次。

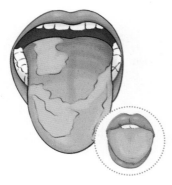

地图舌 | 胃阴亏虚，胸闷气短，大便干结

舌质较红，舌苔大片剥落，边缘突起，界限清晰，剥落部位无规律，呈地图样，舌体瘦薄。

病理分析

此舌象提示胃气匮乏、胃阴亏虚或气血两虚。常伴有五心烦热、胸闷气短、盗汗夜惊、皮肤干燥、大便干结等症状。

调理原则

此舌象多是胃阴亏虚、阴津不足所致，调理应以益胃养阴为主要原则。

日常养护

每天保证足够的水分和蔬果摄入，均衡饮食；适当吃一些养阴生津的食物，如牡蛎、银耳、燕窝、紫菜、大白菜、小米、牛奶、芝麻等；忌辛辣刺激的食物，尽量避免食用肥腻、煎炸、腌制的食物。

 饮食调理方

南瓜燕窝小米粥 补脾肺，养阴润燥

燕窝（干品）10 克泡发 6 小时；南瓜 50 克去皮除子，切小块，放入锅中隔水蒸熟后压成泥；小米 100 克淘洗干净。燕窝放进炖盅内，隔水慢炖 15～20 分钟；小米粥熬好后加入南瓜泥，再倒入炖好的燕窝和冰糖，小火稍煮 3～5 分钟即可。

 药膳调理方

山楂麦冬麦芽茶 养阴，健脾，消食

干山楂、炒麦芽、麦冬各 5 克，将上述材料一起放入杯中，倒入沸水，盖盖闷泡约 10 分钟即可。

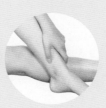 **穴位调理方**

按摩三阴交穴 调补肝肾，益气健脾

用拇指指腹用力向下按压三阴交穴 100～200 次，以有酸胀感为度。

伸伸舌头，快速自测体质

体质	舌象	其他症状
气虚体质	舌淡红，舌边有齿痕	四肢无力，声音低弱，气短懒言，容易疲乏，精神不振，易出汗，性格内向
阳虚体质	舌淡胖嫩	平时怕冷，四肢冰凉，喜欢温热食物，精神不振，性格多内向
阴虚体质	舌红少津	体形偏瘦，手足心热，容易口燥咽干，喜食寒凉，大便干燥，性情急躁，外向好动、活泼
痰湿体质	舌体胖大，苔白腻	体形肥胖，腹部肥满松软，面部皮肤油脂较多，多汗且黏，胸闷，痰多，喜食肥甘甜黏
湿热体质	舌质偏红，苔黄腻	体形中等或偏瘦，面垢油光，易生痤疮，口苦口干，身重困倦，大便黏滞不畅或燥结，小便短黄，容易心烦急躁
血瘀体质	舌暗或有瘀点，舌下络脉暗紫或增粗	肤色晦暗、色素沉着，容易出现瘀斑，口唇暗淡，易烦，健忘
气郁体质	舌头尖尖的，舌边和舌尖发红	体形瘦者为多，神情抑郁，口苦咽干，咽喉有异物感，眩晕头痛，易怒，胸胁胀痛

手诊
摸摸双手，
寒热虚实都掌握

不可不知的手诊入门知识

手诊需要看什么

　　手诊是通过观察掌色、掌形、掌纹、指甲等的变化诊断疾病的一种方法。

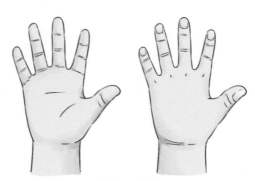

健康手掌图

看手掌色泽

健康人的手掌呈淡红色，色泽光润，掌部肌肉富有弹性。除去原本肤色影响，如果手掌偏白色，提示肺部可能有疾病；如果手掌晦涩无光，则提示肾脏可能有病变；如果手掌呈黄绿色，则提示脾胃可能有疾病；如果手掌呈绛红色，则提示心火过盛等。

看指甲

指甲为筋之余，肝主筋，望指甲不仅可以测知肝胆病，还可以了解其他脏腑的情况。正常指甲色泽淡红，平滑光亮，用手压之变白，放松后血色立即恢复，表明气血充足，经脉流畅。若指甲苍白无华，为肝血不足、脾肾阳虚之证。

看掌纹

掌纹可分为主线、辅线和病理纹。有的是先天生成的，不易改变，反映先天的身体状况，如生命线、感情线和智慧线。有的是后天形成的，会随着身体健康状况的变化而生长或消退，如健康线、过敏线等。

看五指形态、色泽

健康的人五指丰满、圆润、有力，长短搭配比例适当。如指端呈鼓槌形，则提示可能患有呼吸、循环系统疾病；如指端呈汤匙形，则提示可能患有糖尿病或高血压。

手诊分"男左女右"吗

有些人认为手诊时要分"男左女右",理由是人体左阳而右阴。男性阳气盛相对左手反应明显,而女性阴气盛相对右手反应明显。但这种做法不一定准确。

男女手诊不同主要是生殖系统反射区有差异

按照阴阳理论,自然界的事物有大小、长短、上下、左右等,古人将其分类为大、长、上、左为阳,小、短、下、右为阴。阳者刚强,阴者柔弱。男子性烈,属于阳为左;女子性柔,属于阴为右。这是从阴阳角度进行区分。

但实际上,无论是左手还是右手,在相对应的手部反射区都会反映出脏腑器官生理病理变化的信息。由于男女生理上的差异,其所反映的脏腑器官信息在相对应的手部反射区也会不一样,主要表现在生殖系统方面。女性双手会显示女性特征,如子宫、卵巢、输卵管等;男性双手会显示男性特征,如睾丸、前列腺等。所以在手诊时,不要绝对地以"男左女右"为准。

左右手结合对照着看才更准确

由于个体差异化,每个人双手上显示的病理信息不一定都一样明显。比如有的男性右手部位显示明显、有的女性左手部位显示明显,所以手诊时左右手都要看,两手结合对照,综合分析,这样更准确。

杨力教授中医课堂

学中医不要以偏概全

在诊脉时男子取气分脉于左手,女子取血分脉于右手。但用经络手诊法判断健康状况时,可不遵循男左女右的原则。无论男女,无论用哪种方法诊病,都应有整体观念,综合分析判断,尽量避免单一方法产生的局限性。

手诊的注意事项有哪些

手诊主要是依据手部的纹、色、形等变化判断健康状况，影响观察手部的外部因素有很多，所以手诊时需要注意以下几点。

光线充足

尽量在自然光、侧光环境下去看诊。白炽灯下手掌会发黄，强光下手掌会发白，过强或过弱的光线都会影响观察的准确性。

手指掌保持自然放松

手诊时手掌自然放松，手指掌不要用力挺直，自然张开即可，这样指掌脉络通畅，表面凹凸明显，可以真实地反映身体的健康状况。

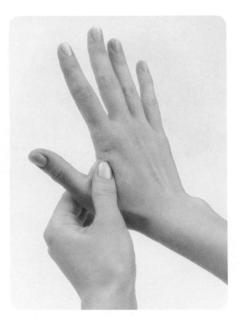

紧绷的手掌会改变手部纹路走向，影响诊断结果

保持手部清洁

手诊前，可以用药棉饱蘸 70% 酒精或清水，轻轻擦拭，待自然蒸发后再观察。手诊前不要涂指甲油、护手霜等。

综合考虑内外因素

手部的光泽度受年龄、温度、气候、情绪、职业、生理等内外因素的影响。如发现手上颜色有异样，首先要询问是否因外界原因（色素着色）所致。手诊前请勿从事繁重劳动，避免饮酒、情绪激动和接受其他治疗（如输液、化疗）。饮酒会加速血液循环，使掌色加深；生气或治疗期间，气血微循环被破坏，都会导致诊断不准。

看掌色：寒热虚实都把握

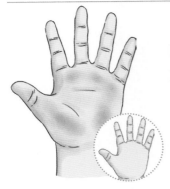

**红白相间
内热掌** | 脾胃不和，
肾阳虚

内热掌的症状是掌面红白相间，皮肤表层高低不平。中医认为这是脾胃不和、肾阳虚的表现。

病理分析

内热掌常伴有口苦、口干、偶尔胸闷等症状。如果手掌温度高于手心温度，易患高血压、血脂异常；如果手掌潮红或浅红，表示有发热的症状。

调理原则

此手象多与肾阳不足、脾胃不和有关，调理上应以温补肾阳、调理脾胃为主要原则。

日常养护

可适量吃些温补肾阳的食物，如羊肉、虾、泥鳅、童子鸡、韭菜等。

🥗 饮食调理方

虾仁油菜　补脾助阳

油菜 200 克洗净，切长段；虾仁 100 克洗净。炒锅内放油烧热，爆香蒜末，倒入虾仁炒至变色，放入油菜段翻炒，加适量盐炒熟即可。

🌿 药膳调理方

羊肉枸杞麦仁粥　温补肾阳

羊肉 80 克洗净，切丁；枸杞子 10 克洗净；小麦仁 100 克洗净。以上材料下入开水锅中用大火煮沸，改小火煮至将熟，加入姜末、葱花、盐煮熟即可。

穴位调理方

艾灸命门穴　补肾阳

点燃艾条，距命门穴 3 厘米处施灸，每次灸 10~15 分钟。

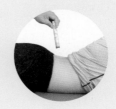

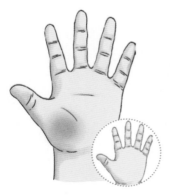

掌面泛青 内寒掌 | 肝胆疾病，寒证、血瘀

内寒掌的表现是大鱼际泛青、手感凉。

病理分析

掌面泛青主肝胆疾病，主寒证、痛证、气滞血瘀证。男性易患关节炎、类风湿病、急性腹痛腹泻；女性易患月经不调、痛经等。

调理原则

调理上应以温中散寒、活血理气为主要原则。

日常养护

肝阳不足的人，早上起来建议喝点热粥或红茶补肝阳；平时要注意防寒保暖，特别是季节变换时。

 饮食调理方

红枣桂圆乌鸡汤　调经养颜

乌鸡 500 克洗净，切成块，焯水；红枣 4 颗、桂圆 2 颗、枸杞子 5 克分别洗净。瓦罐中倒入适量清水，放入乌鸡块、红枣、桂圆、枸杞子，大火煮沸后加姜片，转小火炖 1 小时，加盐调味即可。

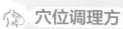 **药膳调理方**

黄芪羊肉煲　温经通络

羊肉 500 克洗净，去筋膜，切大块，焯水，洗去浮沫；当归、黄芪各 10 克洗净。锅内倒入适量猪骨高汤，放入姜末、当归、黄芪、羊肉块，大火烧沸后转小火煲 2 小时，加盐调味即可。

穴位调理方

按摩腰阳关穴　温阳祛寒

用拇指指腹在腰阳关的位置打转按摩，每次按揉 100～200 下。

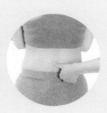

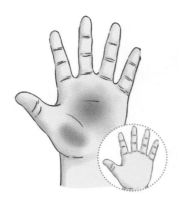

掌色紫红 | 体内血瘀，
血瘀掌 | 心脉痹阻

血瘀掌的表现是掌色紫红，多见于手掌心和大鱼际处，这是体内有瘀血的信号，要警惕心血管疾病。

病理分析

血瘀掌多与瘀血、心脉痹阻有关。面积大时应考虑冠心病；血糖偏高的患者会出现大鱼际、小鱼际紫红。

调理原则

调理应以活血化瘀、通心络为主要原则。

日常养护

在精神调养上，要保持愉悦的情绪；平时可多做有益于心脏的运动，如太极拳、八段锦、内养操、散步等。

🍲 饮食调理方

山楂双豆汤 活血化瘀，护心益心

红豆、绿豆各 100 克，干百合 15 克洗净，用冷水泡 3~4 小时，捞出备用；红枣 4 颗、山楂 20 克洗净，去核。将所有食材一起放入锅中，加入适量清水，大火煮沸，改小火煮至豆熟烂即可。

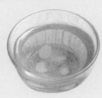

🌿 药膳调理方

桃仁红花饮 活血化瘀，通经

桃仁 10 克、红花 5 克分别洗净，将二者水煎 3 次，取液混合饮用。

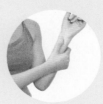

🤲 穴位调理方

按压内关穴 养护心脏

用拇指指腹按压左右两侧内关穴，各 50~100 次。

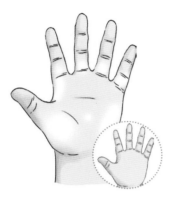

掌色苍白 贫血掌 | 气血亏虚，易患贫血

贫血掌的表现是双手整个掌面掌色苍白，中医认为是虚寒、气血亏损的信号。

病理分析

贫血掌的患者气血亏虚，易患贫血。

调理原则

此手象多与虚寒、气血亏损有关，调理应以补益气血、温阳祛寒为主要原则。

日常养护

避免熬夜、过度疲劳，注意早睡（卧如弓）养肝血；日常可选择黄芪、白扁豆、红枣、山药、莲子、黑米、薏米等，搭配动物肝脏、动物血、鸡肉、蛋类、花生、胡萝卜煮粥。

饮食调理方

羊肝胡萝卜粥 补气血

大米 100 克洗净；羊肝 50 克洗净，切片；胡萝卜 100 克洗净，切丁。锅内加适量清水烧开，加入大米，大火煮开后转小火煮 20 分钟，加羊肝片、胡萝卜丁，调入盐、葱花、胡椒粉稍煮即可。

药膳调理方

红枣枸杞猪肝汤 补血养肝

猪肝 150 克去净筋膜，洗净，切薄片；红枣 6 颗、枸杞子 10 克洗净。锅中放入姜片、红枣、枸杞子，加清水一起煲，水开后下入猪肝片大火煮 5 分钟左右，加葱花、盐调味即可。

穴位调理方

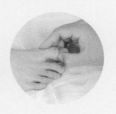

按摩大敦穴 理气活血

用拇指与食指指腹垂直掐按大敦穴 50~100 次。

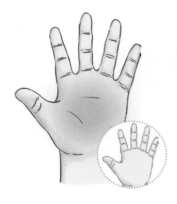

掌色发黄 脾胃虚、肝胆
肝病掌 湿热，防肝病

肝病掌的症状是整个掌面或掌心颜色发黄。中医属脾胃、肝胆，主虚证、湿证。

病理分析

此手掌易患急性肝炎、慢性肝炎、肝硬化等。整个掌面或掌心发黄，提示可能存在黄疸病；若黄中发亮发硬，易患胆结石。

调理原则

此手象多与脾胃虚、肝胆湿热有关，调理应以健脾养胃、清肝利胆为主要原则。

日常养护

每天1：00~3：00是肝经运行的时间，此时深睡对养肝有益；戒烟限酒。

🍲 饮食调理方

黄豆芽鸡丝汤　健脾养肝

鸡胸肉200克洗净，用沸水焯一下，撕成丝，沥干；黄豆芽洗净，去根须。油锅烧热，放蒜片炒香，倒入适量清水，放入鸡肉丝、黄豆芽煮5分钟，撇去浮沫，放盐、胡椒粉、香菜碎调味即可。

🥗 药膳调理方

菊花栀子泻火茶　清肝利胆

将菊花3朵、栀子干品6克、金钱草干品5克一起放入杯中，加入沸水，盖盖闷泡10分钟即可。

🤸 穴位调理方

按摩胆俞穴　疏肝利胆

用拇指指腹按揉胆俞穴100~200次，至按摩处微微发热即可。

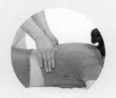

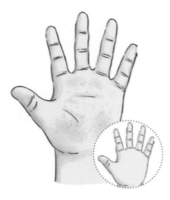

红黄杂色 肝脾掌 | 肝脾免疫 功能差

肝脾掌的掌面红黄青色相杂，反映正气衰弱、肝脾免疫功能差。

病理分析

肝脾掌常有严重的慢性病。女性会有月经不调、痛经等症状；老年人提示慢性或痛性疾病，并伴有炎症发作，应引起重视。

调理原则

此手象多与肝脾功能差、正气衰弱有关，调理应以健脾养肝、扶正祛邪为主。

日常养护

饭前1小时进行低强度运动，比如步行20分钟等，能促进食欲；日常可吃些山药、桂圆、核桃、香菇、海参等，以补充气血、扶正祛邪。

饮食调理方

香菇鸡肉粥 健脾养肝

大米100克洗净；鸡胸肉100克洗净，切丝，取蛋清腌渍；鲜香菇80克洗净，去蒂，切片；油菜50克洗净，切丝。锅内加清水烧开，放大米、香菇片熬煮成粥，放鸡胸肉丝滑散，再放入油菜丝稍煮即可。

药膳调理方

参竹银耳汤 增强免疫力

海参50克、竹荪10克用清水泡发洗净，切丝；红枣3颗、枸杞子10克洗净，稍浸泡；干银耳5克泡发，去蒂，洗净，撕小朵。以上材料一同煮汤，加盐调味即可。

穴位调理方

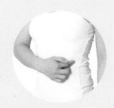

按摩章门穴 疏肝健脾

用食指指腹按揉章门穴50~100次。

看掌纹：体察脏腑的盛衰

感情线：反映心脑血管状态

感情线，又称"心线"，起于手掌尺侧，从小指掌指褶纹下1.5~2厘米处，以弧形、抛物线状延伸到食指与中指指缝之间下方。

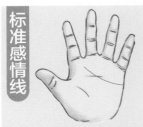

标准感情线

感情线以深长、明晰、颜色红润、分支少为正常。主要体现心脑血管状态和中枢神经功能，也可反映呼吸系统、生殖系统、视神经等疾病。

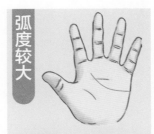

弧度较大

感情线弯曲弧度较大，提示心脾两虚。

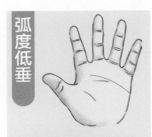

弧度低垂

感情线弧度向下低垂，提示可能有心脑血管疾病。

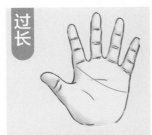

过长

感情线过长的人，提示肠胃功能不良。

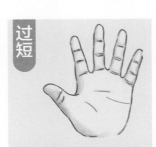

过短

感情线过短，提示心脏功能衰弱。

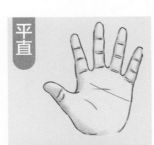

平直

感情线过于平直的人，易患高血压和突发性心脑血管疾病。

智慧线：反映心脑、神经系统健康状况

智慧线又称"脑线"，起于食指第三指关节的边缘，向小鱼际呈抛物线延伸，伸向中指、无名指或小指下方。

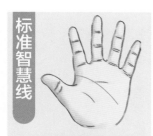

智慧线以微粗、明晰不断裂、微微下垂、颜色红润为正常。主要提示神经系统及心脑血管系统功能正常。

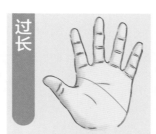

智慧线过长的人（超出无名指以外），多提示用心、用脑过度，可能会有神经衰弱。

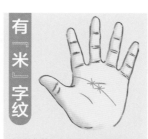

智慧线中间出现明显的"米"字纹，多提示患有血管性头痛或心绞痛。

生命线：体现生命力盛衰

生命线又称"肾线"，起于手掌桡侧，从食指掌指褶纹与拇指掌指褶纹内侧连线的1/2处开始，以抛物线状延伸至腕横纹。

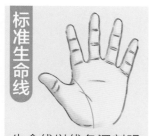

生命线以线条深刻明显，清晰不间断，粉红色为正常。主要反映身体是否强壮。

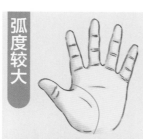

生命线弧度较大，提示精力旺盛，抵抗力强。

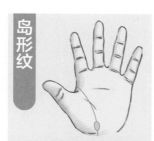

生命线出现明显的岛形纹，提示抵抗力下降，注意心血管疾病。

健康线：预示抵抗力强弱

健康线起于大小鱼际交接处，斜行向小指方向延伸，且不接触感情线和生命线。

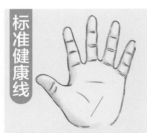

标准健康线

健康线长短不一，身体健康的人一般没有这条线。

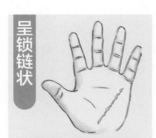

呈锁链状

健康线呈锁链状且延伸至小指，多提示易患呼吸系统疾病。

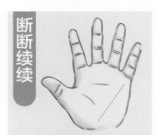

断断续续

健康线断断续续且延伸至小指，多提示可能有脾胃方面的慢性疾病。

事业线：反映心脑血管疾病

事业线又称"命运线""玉柱线"，起于坎位（位于腕横纹中间上方），向上通过掌心，直达中指下方。

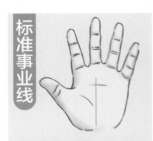

标准事业线

事业线以细而浅，笔直而上、清晰不断、颜色红润为正常。主要反映心脑血管系统和呼吸系统的健康状况。

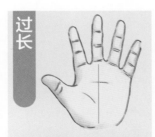

过长

事业线过长，延伸到中指下方，提示有慢性病，主要是心肺功能减退，中晚年易患心脑血管疾病。

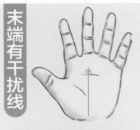

末端有干扰线

事业线的末端出现大量干扰线，提示易出现胸闷气短的症状。

干扰线：反映近期身体健康状况

干扰线又称"障碍线"，是干扰主线的横竖线。干扰线会在短时间内发生很大改变，观察其变化，就可以判断疾病的发展状况。

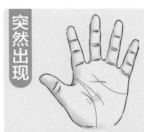

切过三大主线

干扰线切过生命线、智慧线和感情线，多提示体质较差，可能患有慢性消耗性疾病。

突然出现

手上突然出现大量细小、短浅的干扰线，提示近期饮食不规律，熬夜或压力大。

太阳线：查看血压是否稳定

太阳线又称"成功线""贵人线"，是一两条位于无名指下面的竖线。这条线很少见，主要提示血压的变化。

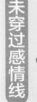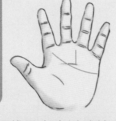

未穿过感情线

太阳线没有穿过感情线，交感神经区缩小，多提示患有低血压。

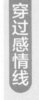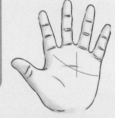

穿过感情线

太阳线穿过感情线，交感神经区扩大，多提示患有高血压。

过敏线：显示过敏体质

过敏线又称"金星线"，起于食指与中指指缝，以弧形延伸到无名指与小指指缝间。有这条线的人多为过敏体质，肝脏不好。

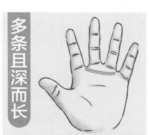

多条且深而长

出现多条深而长的过敏线，提示肝脏免疫功能低下，容易过敏。

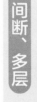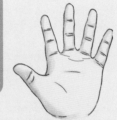

间断、多层

过敏线间断并分成多层，多提示易患神经衰弱。

土星线：反映精神状况

土星线在中指掌指褶纹下，为一弧形半月圆。有这条线的人常有肝气不疏的症状，易出现精神抑郁。

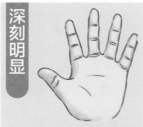

深刻明显

手掌出现深刻而明显的土星线，多提示精神压力大，容易精神抑郁。

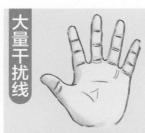

大量干扰线

手掌上有明显的土星线和大量的干扰线，提示精神压力大易导致失眠。

性线：反映泌尿生殖系统状况

性线是位于小指根部和感情线之上的短线，与感情线平行，其长度约近小指根部1/2处。

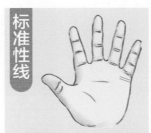

标准性线

大多数人有2~3条性线，清晰不间断、颜色浅红，反映泌尿生殖系统功能正常。

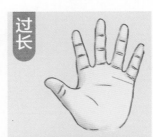

过长

性线过长延伸至无名指，提示易患肾炎、前列腺炎或妇科疾病。

肝病线：反映肝脏的健康状况

肝病线又称"酒线"，是起于小指掌指褶纹与感情线中间，向无名指方向延伸的一条横线。

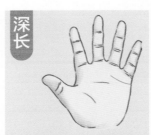

深长

肝病线深长，提示肝功能下降。

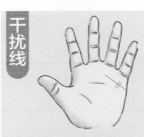

干扰线

肝病线上有干扰线切过，提示可能患过肝炎。

悉尼线：提示肿瘤隐患

悉尼线其实是智慧线的变异，一直延伸到手掌尺侧，主要反映可能有肿瘤隐患。悉尼线的起点与智慧线的起点不在一个位置，有空余距离，提示患肿瘤的可能性较大。

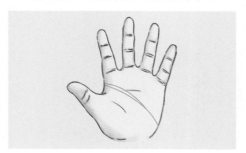

便秘线：反映便秘情况

便秘线是生命线下部靠掌内处，有几条流苏样支线走向月丘处（小指弯曲时贴合掌心的最底部位置）的线。如果有一条较长的支线，提示可能患有长期顽固性便秘。

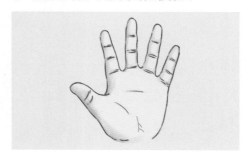

孔子目纹：注意头部疾病

拇指第二指节处的眼状岛纹，称为孔子目纹。提示容易因用脑过度而积劳成疾，同时要注意头部疾病，如偏头痛、头顶痛以及脑血栓等。

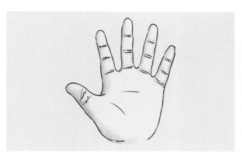

颈椎线：反映颈椎情况

颈椎线是由感情线上侧生出的一支走向小指根方向的线。如有这条线，多提示可能患有颈椎疾病。

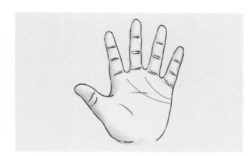

看五指：反映脏腑健康状况

粗短指：肝气亢盛，易患高血压和肝病

手指又短又粗，直而有力，筋骨厚实，提示经脉气血旺盛，肝气易亢盛，易患高血压和肝病。

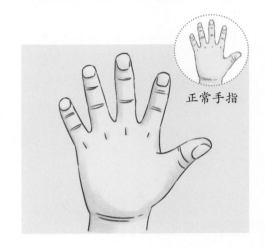

正常手指

细长指：脾胃不和，消化不良，偏食

指形细长，颜色偏苍白，指显无力，提示脾胃功能差，多有偏食、消化不良等症状。

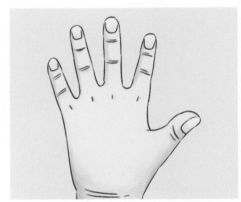

梭形指：体有寒湿，易患风湿、肝胆疾病

指节中间关节粗大，形成中间宽、两头窄细的梭形，提示体内多有寒湿，易患风湿性关节炎、肝胆疾病。

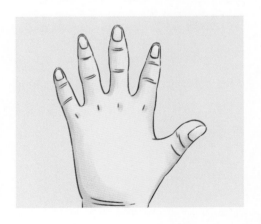

圆锥指：抵抗力差，易患胸部疾病

手指圆长，指端尖细，形似圆锥，一般表明身体健康，但抵抗力不强，易患胸肋部及胸腔内疾病。

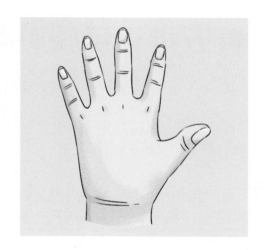

壁虎指：心血不足，可能有心脏疾病

指末节关节突出，指端部形成尖缘，手指似壁虎的头身。多提示易患心脏疾病，且呼吸系统容易受影响，应多加注意。

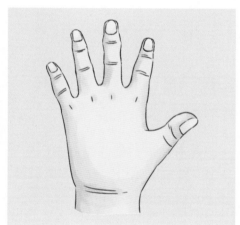

鼓槌指：肺气不足，可能有呼吸系统疾病

整个末节指节圆粗突出，指端棱角较分明，指背皮肤粗糙，形同鼓槌。多提示易患慢性呼吸系统疾病及循环系统疾病。

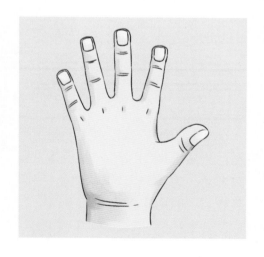

看指甲：
反映先天体质及脏腑健康

观指甲形态

指甲形态包括指甲的长宽比例和指甲的形状两个方面。这主要与先天遗传有关，所以从指甲形态可以大致判断出先天体质状况。

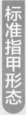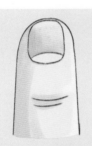

标准指甲形态

标准的指甲一般是宽三纵四的比例，指甲与手指宽度的比例应为指甲长度是手指宽度的一半，这是好看又健康的标准甲形。

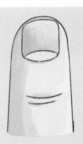

方形指甲

指甲形状如四方形，说明体质较差，多提示有心血管功能障碍。

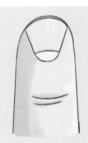

扇形指甲

指甲像一把展开的纸扇，提示易患肝病、胆囊炎等。

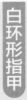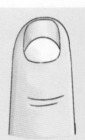

白环形指甲

指甲根部有一半是色如白玉的月形，边界清晰、整齐，提示精神负担重，常有失眠、疲劳等症状。

观指甲色泽

中医讲肝在体合筋，其华在爪，爪为筋之余，而肝藏血而主疏泄，因此观指甲的色泽可测知气血的旺衰及其运行情况。

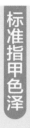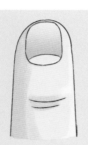

标准指甲色泽

正常指甲呈浅粉色，光滑润泽，半月痕清晰，皱襞红润、柔韧整齐。轻压指甲迅速变白，松开则能迅速返红。也称为"本色甲"。

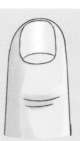

白色指甲

甲板部分全部变白，提示体内有寒邪，易患营养不良或慢性肾病。

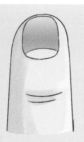

灰色指甲

指甲呈灰色或色素沉着（排除真菌感染），提示易患营养不良或类风湿性关节炎、黏液性水肿等。

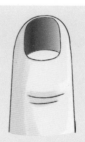

黑色指甲

甲板上出现带状黑色或全指甲变成黑色（排除真菌感染），提示内分泌功能失调、月经不调等。

观指甲斑点

指甲为脏腑气血的外在体现，通过观察指甲斑点有助于了解身体健康状况。健康的指甲应该是光滑均匀的，有斑点则说明身体可能出现问题。指甲斑点颜色越深、数量越多，说明健康状况越不佳。

 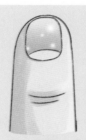

白斑

指甲上出现少量白色斑点，通常是缺钙、缺锌的表现；如果出现较多白斑，可能是神经衰弱的征兆；如果白点附近出现粉红色，那么提示可能患有肝硬化。

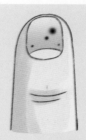

瘀黑斑点

指甲上有瘀黑斑点，提示脑部血液循环发生障碍。若黑斑甲比较严重，说明身上可能有肿瘤、坏疽。

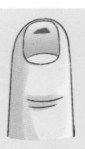

片状红带

指甲前端有片状红带出现，提示可能患胰腺炎。

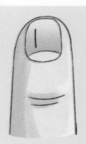

纵黑线

拇指指甲面出现一条不凸起的纵黑线纹，提示可能甘油三酯高、血黏度高，是动脉粥样硬化的信号。

观指甲纹路

如果指甲上出现明显的横纹或竖纹，一定要引起注意。指甲上出现纵纹，是人体衰老的象征，年龄越大，纵纹就越大越深。

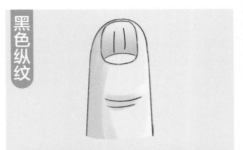

黑色纵纹

指甲上出现黑色纵纹，是因为肝、肾功能衰弱，导致毒素堆积。

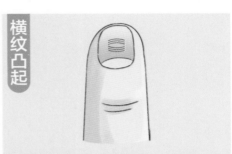

横纹凸起

指甲横纹有明显的凸起，提示气血不足，可能心脏有问题。

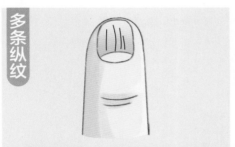

多条纵纹

指甲甲板上有数条明显纵纹，提示长期神经衰弱、身体衰老。

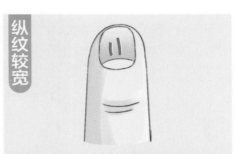

纵纹较宽

当指甲纵纹的宽度增至数厘米时，可能是类风湿性关节炎的信号。

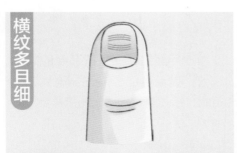

横纹多且细

指甲横纹多且细，多见于腹痛、便溏、泄泻等慢性结肠炎患者。

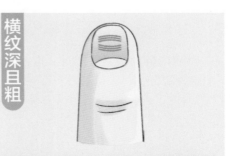

横纹深且粗

当指甲上的横纹又深又粗，说明肠胃疾病较严重，需要去医院进行治疗。

家庭常见病的
诊疗法

小病小痛自己调

呼吸系统疾病

感冒 | 增强肺卫，抵御外邪

普通感冒，俗称"伤风"，四季均可发生，尤以冬春两季为多。感冒如无并发症，一般 3~7 天可痊愈。

典型症状	以头痛、四肢肌肉酸痛、鼻塞、流涕、恶风寒、发热为主症。严重者会出现呕吐、腹泻、胸痛、口唇部单纯疱疹等症状。
病因分析	主要是由于身体虚弱，当气温急剧变化时，人体卫外功能减弱，邪气从皮毛、口鼻而入，引起一系列症状。

中医诊断方法

面诊法	舌诊法	手诊法
风寒感冒的面部表现 面色发白，伴流白涕、咳白痰等症状。 **风热感冒的面部表现** 面色发红，伴流浊涕、咳黄痰等症状。	**风寒感冒的舌象表现** 舌苔薄白。 **风热感冒的舌象表现** 舌苔薄黄、质腻，舌尖微红。	**感冒的手部表现** 手掌呈灰暗色，各处青筋浮现，光泽度差，鼻区发青；肺区暗淡或青筋凸起；生命线靠近掌心处有众多胚芽纹。

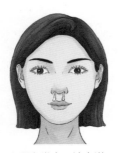

面色发白、流白涕

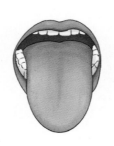

舌苔薄黄

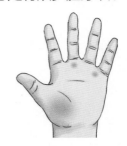

手掌青筋浮现
鼻区、肺区发青

注：本章涉及面部、手部与脏腑对应区可参考本书 P4、P6 对应图。

调理原则

调理感冒要以祛风散寒或疏散风热、扶助正气为主，平时注意休息，防止过劳过汗。

饮食调理

饮食宜营养丰富，以便于消化吸收的流质与半流质食物为主，如牛奶、豆浆、蛋羹、菜汤、米粥、烂面片等；可少食多餐，注意少吃生冷、油腻、辛辣之物。

生活调理

感冒初愈要注意避风，不要急于洗头、洗澡、更换衣被等；在家里要经常开窗通风。平时坚持室外活动和体育锻炼，增强防御外邪的能力。

🥗 饮食调理方

蒜汁白糖饮 调理风寒感冒

蒜泥 50 克，用凉开水浸泡 1~2 小时；将泡好的水去渣，加入适量白糖搅匀即可。

🌿 药膳调理方

川贝冰糖炖雪梨 改善风热感冒

雪梨 1 个洗净，从顶部切下梨盖，再用勺子将梨心挖掉，中间放入 5 克川贝和 3 克冰糖，加适量水，用刚切好的梨盖将梨盖好，拿 1 根牙签从上往下固定住。将梨放在杯子或大碗里，上锅隔水炖 30 分钟左右，直至整个梨成半透明状即可。

🐇 穴位调理方

艾灸大椎穴 调理感冒、头痛、发热

点燃艾条，距大椎穴 3 厘米处施灸，每次 10~15 分钟。

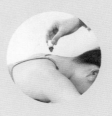

杨力教授答疑

问：只有冬天才会发生风寒感冒吗？

答：风寒感冒一年四季都会发生，尤其是现在夏天空调吹得多，风寒感冒并不少见。如果在风寒感冒的初期及时识别，给予恰当处理，能够有效防止风寒感冒发展成更严重的疾病。

慢性支气管炎 | 调补肺气，止咳平喘

　　慢性支气管炎属中医的"支饮""咳嗽""喘证"范畴，是指气管、支气管黏膜及其周围组织的慢性非特异性炎症。在寒冷的冬季，此病更易复发。

典型症状	"咳、痰、喘"，以咳嗽、咳痰或伴有喘息及反复发作的慢性过程为特征。
病因分析	多为外邪（风、寒、燥、湿）侵袭入肺，脏腑功能失调而致肺气不利。其病机往往是虚实错杂，但老年人属虚寒者较多。

中医诊断方法

面诊法	舌诊法	手诊法
慢性支气管炎的面部表现	**慢性支气管炎的舌象表现**	**慢性支气管炎的手部表现**
耳部肺区毛细血管扩张，或鼻尖、颧骨处均有红血丝。眼睛虹膜的一部分及整个球结膜被脂肪物覆盖，色黄。	体内有湿浊或痰饮，舌苔会出现厚白或白腻苔。	肺区出现"井"字纹，提示支气管炎已转为慢性。指甲过软，有筒状倾向。

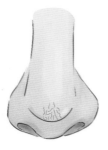

鼻尖有红血丝

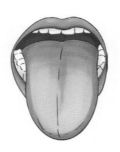

出现厚白舌苔

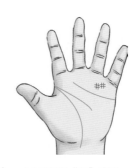

肺区出现"井"字纹

调理原则

调理慢性支气管炎要以补肺肾、止咳化痰为主，增强抵抗力，预防感冒和减少支气管感染的次数和程度。

饮食调理

平时可多吃些牛奶、鸡蛋、瘦肉、鱼、豆制品等，以增强抵抗力，冬季还可适当吃些羊肉、牛肉、鸡肉等，以起到温补作用；还可食用一些具有止咳祛痰作用的食物，如梨、百合、蜂蜜等。忌食辛辣刺激性食物。

生活调理

日常多进行体育锻炼，加强心肺功能；注意保暖，避免受凉，以免造成继发性感染；雾霾天戴口罩。

🍲 饮食调理方

荸荠海蜇汤 清热化痰

锅中加清水，放入海蜇丝50克、荸荠片100克，煮开后加入醋，再煮15分钟后加入盐、香油调味即可。

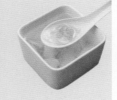

🌿 药膳调理方

雪梨百合冰糖饮 止咳化痰

将雪梨片250克、百合干品10克一起放入锅内，加适量清水煮至百合软烂，加入冰糖稍煮即可。

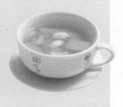

穴位调理方

按摩肺俞穴 化痰宣肺

用食中两指轻轻按揉肺俞穴，每次2分钟。

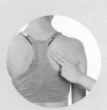

杨力教授答疑

问：多喝热水，对改善慢性支气管炎有哪些好处？

答：多喝热水，可稀释痰液，使呼吸道通畅，保持口咽部湿润，防止和抵御病毒和细菌侵袭。

咽炎 | 养阴清热，润肺利咽

咽炎为咽部的非特异性炎症，在中医里被称为"喉痹"，主要症状为咽部不适，可分为急性咽炎和慢性咽炎两种。

典型症状	以咽部干燥、有异物感为主，有痒、胀、灼热或疼痛的感觉，说话多时症状明显，常常累及气管，引起咳嗽。
病因分析	常因脏腑虚损，耗伤阴液，虚火上炎于咽喉所致。其病机在于肺阴不足不能御邪外出以卫护咽喉，则邪毒滞留不去。

中医诊断方法

面诊法	舌诊法	手诊法
咽炎的面部表现	**咽炎的舌象表现**	**咽炎的手部表现**
双耳垂出现黑色斑点，提示可能有慢性咽炎。	舌红赤，苔薄黄。	口唇区出现凸起的黄色斑点或青暗散浮斑点，提示有慢性咽炎。若中指根呈紫色，并有压痛感，提示有急性咽炎。若拇指指甲有红色斑块，则提示可能有慢性咽炎急性发作。

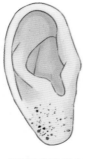

耳垂有黑色斑点

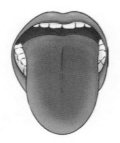

舌红赤

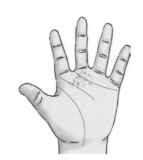

口唇区出现青色斑点

调理原则

调理咽炎要以养阴清热、润肺利咽为主，平时要减少对咽部的刺激。

饮食调理

多食用一些滋阴的食物，如银耳、梨、牛奶、鸭肉、白萝卜、白菜、黑芝麻等；还可以在嗓子不舒服的时候喝一些有清热解毒作用的茶饮，如金银花茶、菊花茶。

生活调理

注意室内通风，上班族最好趁午休时间到户外呼吸一些新鲜空气；早晚刷牙，三餐饭后用淡盐水漱口；纠正张口呼吸的不良习惯。

饮食调理方

蜂蜜蒸白萝卜　清肺利咽

白萝卜1根去掉头尾，刨去外皮，切成小段，用勺子在白萝卜中间挖个洞，做成萝卜盅，放入适量蜂蜜和枸杞子蒸熟即可。

药膳调理方

金银花粥　清肺热，利咽消肿

金银花10克洗净，用清水浸泡5分钟，水煎金银花取汁，加大米50克煮粥，待熟时调入冰糖，再煮开即可。

穴位调理方

按摩天突穴　清咽利喉，宣通肺气

用食指指腹按揉天突穴2~3分钟，方向尽量向下，避免刺激食管，手法要轻柔。

杨力教授答疑

问：慢性咽炎容易犯，有什么小方法可以缓解？

答：可用生津润口导引法。微张口，以舌抵上腭，或微闭口唇，用舌在上下牙龈与唇之间搅动，待舌下津液生满口时，分几次徐徐咽下，可以利咽润燥。

消化系统疾病

慢性胃炎 | 养胃阴，清胃火

慢性胃炎在中医属"痞满"的范畴，是一种常见的消化系统疾病，容易复发，但只要找到正确的治疗思路和方法，可以基本痊愈。

典型症状	上腹隐痛、食欲减退、餐后胃部饱胀、嗳气、反酸等。
病因分析	外感寒湿邪气、情志失调、饮食不节、劳累过度，以及大病、久病之后均可伤及脾胃，气机紊乱引发本病。

中医诊断方法

面诊法
慢性胃炎的面部表现
耳部胃区有红晕，提示慢性胃炎。

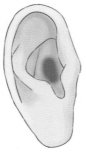

耳部胃区有红晕

舌诊法
慢性胃炎的舌象表现
顽固与反复的白腻或厚腻舌苔。

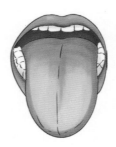

反复出现厚腻舌苔

手诊法
慢性胃炎的手部表现
小指指甲有条状纵纹，或食指指甲有浅浅的横沟，提示慢性胃炎。

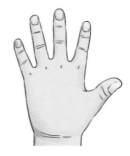

小指指甲有条状纵纹

调理原则

调理慢性胃炎要以益气、温中、理气、和胃为主。

饮食调理

饮食注重软、烂、易消化，避免过冷、过热、过硬食物；忌饮烈性酒、浓茶、咖啡等刺激性饮料。

生活调理

每日三餐应按时进食，且不宜吃得过饱。生活作息要有规律，注意休息，保持心情愉快。平时顺应气候变化，根据气候冷暖及时增减衣服。

饮食调理方

南瓜小米粥　补脾和胃

小米 50 克洗净；南瓜 200克去皮除子，洗净，切小块。锅置火上，倒入适量水煮沸，放入小米和南瓜块，大火煮沸后转小火煮至黏稠，加适量冰糖调味即可。

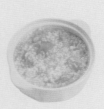

药膳调理方

玉竹山药鸽肉汤　养胃阴、清胃热

砂锅中加开水，放入鸽肉300 克、山药块100 克、玉竹 10 克、葱段和姜片适量，盖盖炖熟，开盖后加盐调味即可。

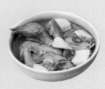

穴位调理方

按摩胃俞穴　健运脾胃

用拇指指腹按揉胃俞穴100～200 次，以有酸胀感为度。

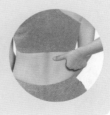

杨力教授答疑

问：情绪调节对于改善慢性胃炎，有帮助吗？

答：人的情绪与胃酸分泌及胃的消化功能密切相关，情绪低落时，即使美味佳肴，也会味同嚼蜡。因此，进食时保持精神放松、心情愉快，有助于促进消化吸收，改善慢性胃炎。

便秘 | 润肠通便

便秘是指大便秘结不通，排便时间延长，或排便不畅。便秘虽属大肠传导功能失常，但与脾胃及肾脏的功能也有关系。

典型症状	排便次数减少，排便困难。
病因分析	便秘多因饮食、劳倦、情志损伤，造成大肠积热或燥热伤津；气机郁滞或寒凝，或阴阳气血亏虚，失于温润濡养，使大肠的传导功能失常所致。

中医诊断方法

面诊法

便秘的面部表现

目内眦有波纹状伸向角膜的深色血管；太阳穴上方有明显的静脉血管，形似蚯蚓团状，多为长期便秘所致。

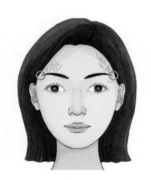

太阳穴上方有青筋

舌诊法

便秘的舌象表现

舌质红，舌苔黄厚腻或焦黄起芒刺。

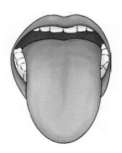

舌红苔黄腻厚

手诊法

便秘的手部表现

手心小鱼际部位发青，掌根肾区有明显的青筋显露，提示便秘。

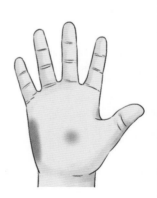

手心小鱼际部位发青
肾区有青筋

调理原则

调理便秘要以润肠通便为主，不仅要注意饮食，还要改善生活习惯。

饮食调理

多食富含膳食纤维的蔬果，促进肠蠕动；多食润肠通便的食物，如香蕉、胡萝卜等；足量饮水，促进肠道运化代谢。忌食辛燥、厚腻之品。

生活调理

及时排便，不要拖延，并养成规律，保持心情愉悦，尽量少生气，减少焦虑、紧张的情绪。

🥗 饮食调理方

西瓜汁 清热生津，改善便秘
西瓜 250 克去皮除子，切小块，放入果汁机中搅打成汁，调入蜂蜜即可。

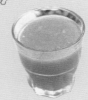

🌿 药膳调理方

桃花蜜茶 润肠通便
取桃花 5 克放入杯中，倒入沸水，浸泡 3~5 分钟后，滤出茶汤，待茶汤温热时调入蜂蜜即可。

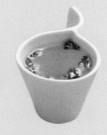

穴位调理方

按揉支沟穴 促进大肠蠕动
用拇指指腹分别按压双侧支沟穴 3~5 分钟，由轻到重，以有酸麻胀痛感为度。

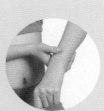

杨力教授答疑

问：调理便秘，可以使用泻药吗？

答：不可长期使用泻药，以免肠道对泻药形成依赖，甚至导致肠道黑便的发生。

脂肪肝 | 疏肝健脾，益气

脂肪肝大致可归属于中医"胁痛""积聚"范畴。中医认为，肝与脾胃互相影响，脂肪肝病变与痰、热、湿、瘀密切相关。

典型症状	肝脏肿大、肝区闷胀或疼痛、乏力、食欲减退、恶心及腹胀等。
病因分析	多因饮食不节、脾失健运、湿邪不化、痰浊内生、肝血瘀滞所致，使肝失于疏泄，痰湿沉积而发病。

中医诊断方法

面诊法	舌诊法	手诊法
脂肪肝的面部表现	**脂肪肝的舌象表现**	**脂肪肝的手部表现**
下眼睑出现脂肪粒；鼻梁中段（肝区）出现分散的黄色斑块，提示可能患脂肪肝。	舌质淡有齿痕、苔薄白或白腻，提示肝脾虚弱，可能患脂肪肝。	无名指下有"米"字纹，提示可能患脂肪肝。

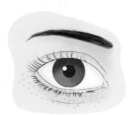

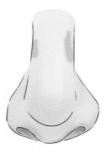

鼻梁有黄色斑块

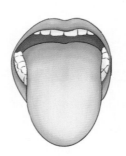

舌苔薄白

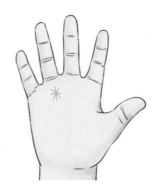

无名指下有"米"字纹

调理原则

调理脂肪肝要以疏肝健脾益气为主，不仅要注意饮食，还要加强运动，控制体重。

饮食调理

饮食应定时定量，晚餐不宜过饱，控制热量摄入；可以适当吃些疏肝健脾的食物，如山药、枸杞子、小米、木瓜、红枣等；日常可饮用乌龙茶、绿茶等。

生活调理

脂肪肝患者的生活应顺应人体生物钟节律，睡觉、起床、运动等都要有规律。

🥗 饮食调理方

香菇笋片汤　养肝调脂

香菇块 200 克、竹笋片 150 克放入锅中，加清水烧开，出锅前加入青菜心 50 克稍煮，放入盐调味，淋入香油即可。

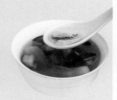

🌿 药膳调理方

桑葚枸杞菊花茶　养肝明目

菊花 5 朵、枸杞子 5 克、桑葚干品 6 克、冰糖适量，一起放入杯中，冲入沸水，盖盖闷泡 5 分钟即可。

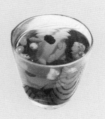

🤲 穴位调理方

按摩肝俞穴　疏肝利胆

用拇指指腹按揉肝俞穴 100~200 次，以有酸胀感为度。

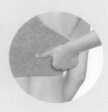

杨力教授答疑

问：**哪些运动方式，对于改善脂肪肝有帮助？**

答：生活中可选择上下楼梯、慢跑、跳绳等运动，控制体重，养成健康的生活习惯，可改善脂肪肝。

内分泌系统及循环系统疾病

糖尿病 | 清胃养阴，滋阴补肾

糖尿病又称"消渴症"，是因人体内胰岛素绝对或相对缺乏，而导致糖代谢发生紊乱的内分泌疾病。

典型症状	糖尿病典型的临床症状为"三多一少"——多饮、多食、多尿、体重减轻。常见症状还有口干口苦、口有异味等。
病因分析	糖尿病与饮食不节、情志失调、劳欲过度、素体虚弱等因素有关。病机特征是阴虚燥热，以阴虚为本，以燥热为标，二者互为因果。

中医诊断方法

面诊法

糖尿病的面部表现

面容消瘦，双眼白睛常有小红点，视力突然减退，屈光不正。

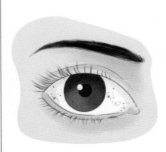

白睛上有小红点

舌诊法

糖尿病的舌象表现

中晚期患者舌头发硬、不灵活，舌体胖大有齿痕，舌质呈紫红色，舌边尖红，苔薄白或少苔。

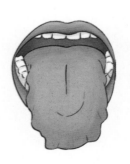

舌体胖大，有齿痕

手诊法

糖尿病的手部表现

左手中指指甲根有白色圆点，应警惕糖尿病。

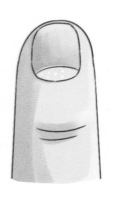

左手中指甲根有白色圆点

调理原则

调理糖尿病要以清热润肺、养阴清胃、滋阴补肾为主。

饮食调理

少食多餐，按照"主副搭配、荤素搭配、粗细搭配、多样搭配"的基本原则，尽可能做到每天有全谷、豆制品、瘦肉、蛋奶、新鲜蔬果；少吃油炸类、蜜制类食品。

生活调理

每周进行有氧运动和肌肉锻炼。

🍚 饮食调理方

山药鲈鱼汤 改善口渴多饮症状

将净鲈鱼的鱼头和鱼骨切下，煮成奶白色的鱼汤。另起砂锅，倒入鱼汤，放入山药块100克、海带丝50克、枸杞子少许炖熟，加盐调味即可。

🌿 药膳调理方

南瓜麦冬粥 健脾益气，生津止渴

青嫩南瓜250克洗净，切小块；麦冬10克、小米50克洗净，沥干水分。锅内加入清水、南瓜块，大火煮沸后转小火煮至六成熟，再加入洗净的小米，煮沸后加入麦冬，煮至小米熟烂即可。

🖐 穴位调理方

按摩肾俞穴 益肾纳气，改善多尿

双手拇指指腹贴于肾俞穴，上下来回摩擦50~60次，两侧同时或交替进行。

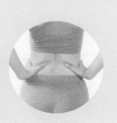

杨力教授答疑

问：糖尿病患者应该如何保护足部？

答：每天晚上用温水泡脚10~15分钟；冬季用润肤膏保护皮肤以防止干裂；选择大小合适、穿着舒适的鞋子；穿柔软的棉袜子；如发现足部损伤应及时就诊。

甲亢 | 疏肝泻火，滋阴补肾

中医称甲亢为"瘿病"，是因情志内伤、肝气郁结等引起甲状腺素分泌过多的内分泌疾病。

典型症状	食量大、易饥饿、体重减轻、怕热、多汗、心慌、手抖、失眠、大便次数增多等。
病因分析	因长期精神压力大或暴怒伤肝，使肝气郁结，气郁化热，耗伤心肾之阴。肝失滋养，心肾阴虚，从而出现一系列症状。

中医诊断方法

面诊法

甲亢的面部表现

脖子变粗，常伴有眼球凸出、眼睑水肿、视力减退等。

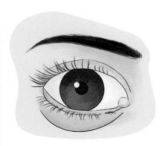

眼球凸出

舌诊法

甲亢的舌象表现

舌红苔薄腻，多提示肝气郁结；舌红苔薄黄，伴口苦口干多为肝火旺盛。

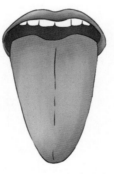

舌红，苔薄腻

手诊法

甲亢的手部表现

手部脑区有褐色斑块，眼区有青黑色凸起，提示甲亢。

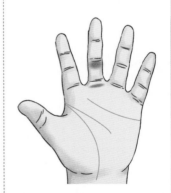

手部脑区有褐色斑块；手部眼区有青黑色凸起

调理原则

调理甲亢以疏肝泻火、滋阴补肾为主。

饮食调理

宜选择高热量、高蛋白质、高维生素饮食，少吃含碘高的食物，如海带、紫菜、海藻等；选择无碘盐烹饪。

生活调理

注意调节情志，保持良好的情绪和心态；在临睡前可冥想呼吸10分钟，让身体彻底放松休息；避免高强度工作、紧张、熬夜等。

🥗 饮食调理方

凉拌苦瓜　　清降肝火

苦瓜300克洗净，去瓤，切片，焯熟后捞出过凉，控水。锅置火上，放油烧热，放入花椒爆香，将炸好的花椒油淋在焯好的苦瓜片上，加适量盐、香油拌匀即可。

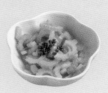

🌿 药膳调理方

甘麦二枣粥　　疏肝消肿

甘草10克、小麦30克、红枣15克、酸枣仁5克洗净，放入砂锅中加适量清水，大火煮沸后转小火煎20分钟。去渣留汁，加入100克大米煮成粥即可。

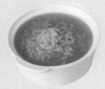

👐 穴位调理方

按揉太冲穴　　缓解肝气郁结

用拇指指腹按揉太冲穴100~200次。

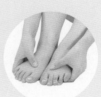

杨力教授答疑

问：甲亢患者如何进行情绪调理？

答：甲亢患者容易急躁，长期情绪暴躁也会使病情加重，所以日常生活中要做到不急躁、不动怒，保持心情愉悦。

冠心病 | 益气养心，活血化瘀

　　冠心病是指冠状动脉粥样硬化导致心肌缺血、缺氧而引起的心脏病，属于中医"胸痹""胸痛""真心痛"等范畴。其病位主要在心，但与肝、脾、肾也有一定联系。

典型 症状	胸部憋闷疼痛，甚至心痛彻背，心悸气短，不得安卧。
病因 分析	主要因年老体衰、心脾肾气血不足，或阴寒侵袭、饮食不节、情志失调、劳累过度等原因导致。

中医诊断方法

面诊法

冠心病的面部表现

鼻尖出现紫蓝色或突然发肿，提示先天性心脏病。

舌诊法

冠心病的舌象表现

舌质暗或舌紫唇暗，舌面有瘀点或瘀斑，提示血瘀，警惕冠心病。

手诊法

冠心病的手部表现

在大鱼际处（大拇指后，肌肉隆起处）有一条或几条很深的竖纹，提示心脏疾病。如果整个大鱼际颜色发青甚至紫暗，则提示有心肌供血不足。

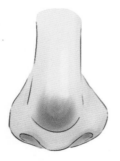

鼻尖出现紫蓝色

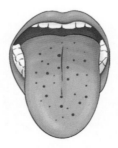

舌面有瘀点

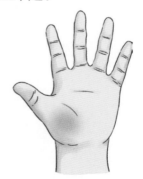

大鱼际部位发青

调理原则

调理冠心病要以益气养心、活血化瘀为主。

饮食调理

饮食宜清淡，要有足够的蔬果；莲子中的莲心碱可对抗心律不齐，冠心病患者可常吃；少食多餐，肥胖患者应控制进食量（尤其是晚餐以七成饱为宜），以减轻心脏负担。

生活调理

避免过重体力劳动或突然用力，不宜过度劳累。在走路、上楼梯、骑车时宜慢，否则会引起心率加快，血压增高；平时随身携带硝酸甘油、速效救心丸等急救药品。

🍚 饮食调理方

胡萝卜烩木耳 益气强心

胡萝卜200克洗净，切片；水发木耳50克洗净，撕成小朵。植物油烧热，下葱末、姜末爆香，倒入胡萝卜片翻炒至变软，加入木耳翻炒至熟，加盐继续翻炒1分钟即可。

🌿 药膳调理方

山楂红枣莲子粥 养护心血管

大米100克洗净，用水泡30分钟；红枣、莲子各30克洗净，红枣去核。锅置火上，倒入适量清水大火烧开，加大米、红枣和莲子继续煮，等莲子煮烂后放山楂肉10克，熬煮成粥，加适量红糖搅拌均匀即可。

穴位调理方

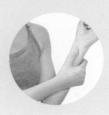

按摩内关穴 缓解胸闷

用拇指指腹分别按揉对侧内关穴50~100次。

杨力教授答疑

为什么冠心病在冬季多发?

答：冬天的低温刺激可引起体表小血管的痉挛收缩，动脉血管的收缩与舒张发生障碍，使血流速度变缓，不能完成正常循环功能。为了进行功能代偿，心肌必须加强工作以维持正常的血流速度，这势必会加重心脏的负担。所以，冬季要防范冠心病的发生。

高血压 ｜ 滋阴敛阳，平肝降压

高血压是一种常见的以体循环动脉血压升高为主的综合征。一般认为，成年人在休息时，如血压经常超过 140/90mmHg，则认为血压升高。中医认为，该病属"头痛""眩晕"等范畴，与体质、情志和生活失调等密切相关。

典型症状	有不同程度的头痛、头晕、眼花、失眠、心跳加快、气促等症状。
病因分析	肝肾阴虚，肝阳容易亢盛，血随气升；素体肥胖、饮食不节、恣食肥甘厚味损伤脾胃，容易导致痰湿内盛，痰瘀互结，血脉不通，因而血压升高。

中医诊断方法

面诊法

高血压的面部表现

耳部心区呈白色圆点状改变，提示原发性高血压；耳垂部圆厚肥大，提示高血压。

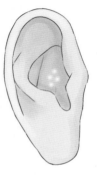

耳部心区白色圆点

舌诊法

高血压的舌象表现

多数舌红，少数舌质淡红或舌质紫暗。舌边有齿痕。

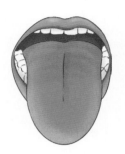

舌红少津

手诊法

高血压的手部表现

全手掌呈紫红色，提示高血压，并要提防脑出血的发生。

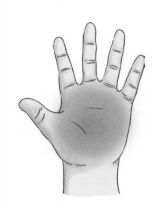

全手掌呈紫红色

调理原则

调理高血压应以滋阴敛阳、补肾益精为主。肥胖型高血压患者应适当减肥。

饮食调理

控制盐、脂肪的摄入量，多吃一些富含钾（海带、紫菜、玉米、菌菇、柑橘等）、钙（奶类、豆制品、鱼类等）、膳食纤维（全谷类、绿叶蔬菜等）的食物。

生活调理

合理安排生活，注意休息；避免精神过度紧张和兴奋，消除不良情绪。同时规律地进行有氧运动（切忌做鼓劲憋气、快速旋转、用力剧烈和深度低头的动作）。

🍽 饮食调理方

芹菜拌腐竹 平肝降压

芹菜 150 克择洗干净，放入沸水中焯烫，捞出，沥干水分，切段；水发腐竹 50 克洗净，切段，用沸水快速焯烫，捞出，沥干水分。取小碗，加盐、蒜末、香油搅拌均匀，调成调味汁。取盘，放入芹菜段、腐竹段，淋上调味汁拌匀即可。

🌿 药膳调理方

菊花绿豆粥 平降肝火，控血压

绿豆 30 克洗净后用水浸泡 4 小时，小米 50 克、菊花 2 克分别洗净。锅内加适量清水烧开，加入绿豆，大火煮开后加入小米，转小火煮 40 分钟，加入菊花，继续煮 5 分钟即可。

👆 穴位调理方

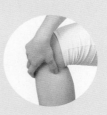

按摩曲泉穴 平肝降血压
用拇指指腹按压曲泉穴 100 次，以有酸胀感为度。

杨力教授答疑

问：调节血压，食疗可以代替药物吗？

答：不少食物虽然含有调节血压的物质，但只能作为辅助手段，并不能取代降压药的作用。

神经系统疾病

眩晕 | 益气养血，平肝潜阳

　　眩为目眩，指眼前发黑，视物模糊；晕为头晕，有天旋地转感。眩晕可由风、痰、湿、虚引起，中医有"无风不作眩""无痰不作眩""无虚不作眩"的说法。

典型症状	以头晕、眼花为主，常伴有恶心、呕吐、汗出、面色苍白等。
病因分析	多由肝阳上亢、气血亏虚、肾精不足、痰湿中阻等引起，病机主要为风、火、痰、瘀上扰导致清窍不宁或清阳不升，脑窍失养而引发眩晕。

中医诊断方法

面诊法	舌诊法	手诊法

眩晕的面部表现

眼睛内眦上方有螺旋样血管，眼角有大面积充血，提示眩晕。

眩晕的舌象表现

舌淡，苔薄白为气血亏虚头晕；舌红苔薄，口干为肝肾阴虚眩晕；舌红苔黄，伴口苦为肝阳上亢眩晕。

眩晕的手部表现

中指根部有青色突起，第二指节有黄褐色老茧，提示头晕。

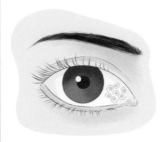

眼角有大面积充血

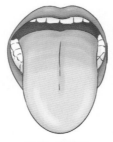

舌淡，苔薄白

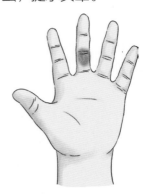

中指根部有青色突起

调理原则

调理眩晕之实证要以平肝潜阳、健脾化痰为主；调理眩晕之虚证要以益气补血、补肾填精为主。

饮食调理

虚证眩晕者可配合食疗，多吃些补益气血的食物，如桂圆、黄芪、红枣、莲子、蜂蜜、银耳、阿胶等。

生活调理

保证充足的睡眠，注意劳逸结合；忌烟酒、油腻、辛辣之品；眩晕发作时应卧床休息，少做或不做旋转、弯腰等动作，以免诱发或加重病情。

🍲 饮食调理方

天麻蒸蛋羹 清肝火，缓解头痛

鸡蛋3个（约150克）打入蒸盘内；天麻10克烘干打成细粉；将葱花、天麻粉，适量盐和芝麻油放入鸡蛋蒸盘内拌匀，加适量清水；将蒸盘放入蒸笼内大火蒸3分钟左右，再以中小火蒸5分钟即可。

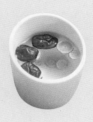

🌿 药膳调理方

黄芪红枣茶 补气养血

红枣3颗洗净，去核，取枣肉。将黄芪9克与红枣肉一起放入杯中，冲入沸水，盖盖闷泡10分钟即可。

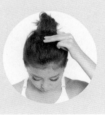

🖐 穴位调理方

按摩百会穴 安神醒脑

食中二指并拢，按揉百会穴50~100次。

杨力教授答疑

问：长期眩晕会不会引发中风？

答：中医学认为"眩晕乃中风之渐"。临床上，肝肾阴亏，肝阳上亢导致的眩晕较为常见，若治疗不及时，可导致阳亢化风，夹痰化火，窜走经络。患者常见眩晕头胀，面赤头痛，肢麻震颤，甚至昏倒等症状，严重者可以引发中风。因此，必须严密监测血压、神志、肢体肌力、感觉等方面的变化，以防病情突变。

失眠 | 宁心安神，交通心肾

失眠，中医称为"不寐"。中医认为，失眠多为脏腑功能紊乱、气血阴阳平衡失调所致。

典型 症状	入睡困难、睡眠不深、易惊醒、多梦，醒后疲乏或缺乏清醒感。
病因 分析	因情志所伤、久病体虚、年老体虚、饮食不节等引起，病机为阳不入阴，与心、脾、肝、肾均有关系。

中医诊断方法

面诊法
失眠的面部表现

青年人双眼下眼睑皮肤呈青黑色，多提示失眠多梦。

舌诊法
失眠的舌象表现

舌质鲜红，舌苔少，舌体偏瘦，舌尖无舌苔，有瘀点，提示肝火亢盛引起的失眠。

手诊法
失眠的手部表现

食指掌指关节附近出现片状白色，提示心脾两虚导致多梦易醒。

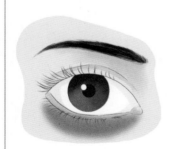

下眼睑青黑

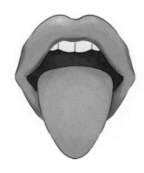

舌质鲜红，舌苔少

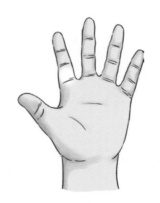

食指出现片状白色

调理原则

调理失眠要以宁心安神、交通心肾为主，同时注重调和气血，平衡阴阳。

饮食调理

饮食以清淡滋补为主，可以吃些百合、莲子、酸枣仁、核桃仁、桂圆、山药，可配以小米、薏米、红豆等煮粥；睡前不可饮食过饱，忌饮浓茶、咖啡等饮料。

生活调理

睡眠环境应保持安静、舒适，避免噪声，光线柔和；睡前做些轻微的活动有助于入睡。

🍲 饮食调理方

鸡蛋红糖小米粥　安定心神，促进睡眠

锅中加适量清水烧开，加小米 100 克熬煮，待米煮烂，加鸡蛋液（鸡蛋 2 个）搅匀，稍煮，加红糖 5 克搅拌即可。

🌿 药膳调理方

西芹百合　平肝清热，养心安神

西芹 250 克择洗干净，切段；鲜百合 50 克洗净，掰瓣；将西芹段和百合分别焯烫一下，捞出。锅内倒油烧热，爆香蒜末，倒入西芹段和百合炒熟，加盐，淋上香油即可。

穴位调理方

按摩心俞穴　安心神

用两手拇指指腹按压或揉压心俞穴 100～200 次。

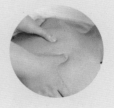

杨力教授答疑

问：晚上睡觉前泡脚，对促进睡眠有什么帮助？

答：每晚睡前将 2500 毫升 40～50℃的水倒入盆中，加食醋 150 毫升，浸泡双脚，能促进血液循环，缓解疲劳，帮助入睡。

头痛 ｜ 补气升阳，活血通络

中医认为，头为"诸阳之会"，又为髓海所在之处，凡五脏精华之血，六腑清阳之气，皆上注于头，所以头痛往往与全身脏腑、气血、阴阳的盛衰有关。

典型症状	头痛剧烈，多偏于一侧。同时伴有眼胀、出汗等。
病因分析	有外感、内伤之分。外感六淫之邪，循经上犯巅顶，邪气滞留，阻抑清阳；或内伤诸疾，导致气血逆乱，瘀血阻络，脑失所养，均可引起头痛。

中医诊断方法

面诊法

头痛的面部表现

一侧眉毛脱落，提示三叉神经痛。

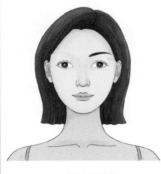

一侧眉毛脱落

舌诊法

头痛的舌象表现

由外感引起的头痛，舌苔多为白色；由内伤引起的头痛，舌苔多为黄色。如舌质红、苔黄，提示肝火上炎。

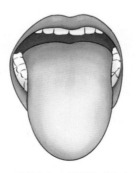

舌苔白色，提示外感头痛

手诊法

头痛的手部表现

食指指甲边缘有清晰的红斑，提示头痛急性发作。

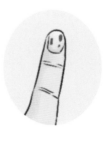

食指指甲出现红斑

调理原则

调理头痛以补气升阳、活血通络为主。

饮食调理

日常可吃一些含镁丰富的食物，缓解焦虑情绪，预防和改善头痛。

生活调理

睡觉时一定要把头露在外面（蒙头睡不利于大脑的血液循环），如果觉得冷，可用双手搓脸，有助于温暖入睡；冬季可戴帽保暖头部，预防头痛发生；避免压力过大、噪声、睡眠不足等。

🥗 饮食调理方

豌豆苗鸡蛋汤 改善血液循环，缓解头痛

豌豆苗100克洗净，用沸水焯烫，鸡蛋2个磕入碗内，打成蛋液。锅置火上，加适量清水烧开，放入豌豆苗、鸡蛋液、葱花搅拌均匀，用适量盐和香油调味即可。

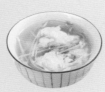

🌿 药膳调理方

玫瑰香蜂草茶 稳定情绪，缓解头痛

玫瑰花干品6朵、香蜂草干品5克一起放入杯中，倒入沸水，盖盖闷泡约5分钟即可。

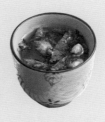

穴位调理方

按摩百会穴 缓解头痛

用食中二指指腹按揉百会穴50~100次。

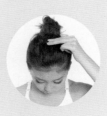

杨力教授答疑

问：长期按摩头部，对缓解头痛有哪些帮助？

答：长期坚持按摩头部，能有效预防头痛的发生，还有助于缓解神经衰弱。

骨关节疾病

颈椎病 | 补肝肾，强筋骨

颈椎病在中医里属于"痹症"范畴，症状常于突然改变头部位置时出现。根据中医肾主骨、肝主筋的原理，因中老年人肝肾渐亏，本病多发生于中老年人。

典型症状	颈部活动受限，伴手指麻木或手无力，还可表现为头痛、头晕目眩以及耳鸣、视物不清。
病因分析	多因风寒湿邪侵袭、气血不和、经络不通等所致。肝肾亏损于内，致筋骨失养是其本；风寒阻络，痰凝血瘀是其标。

中医诊断方法

面诊法
颈椎病的面部表现

耳部颈椎区出现隆起结节，提示颈椎病。

舌诊法
颈椎病的舌象表现

舌质暗淡，有瘀点、瘀斑，苔白腻，提示痰瘀交阻；舌质红绛，苔少或无，提示肝肾阴虚。

手诊法
颈椎病的手部表现

事业线上有菱形纹，提示颈椎病。

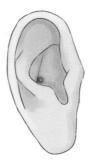

耳部颈椎区有结节

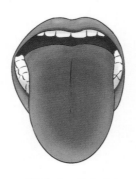

舌质红绛，苔少或无

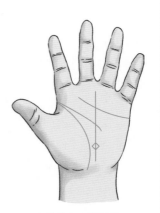

事业线上有菱形纹

调理原则

调理颈椎病以滋补肝肾，充养经络为主，日常生活中不仅要注意休息，还要加强肩颈背部肌肉的锻炼。

饮食调理

在饮食方面应多吃富含钙、蛋白质、维生素的食物，比如鲫鱼、鲤鱼、鳗鱼、鳝鱼等，可用一些小鱼的骨头经过油煎、蒸煮后，使鱼骨变软，经常食用。可食用葛根薏米粥、鸡丝花椒小米粥等，祛风除寒湿。

生活调理

天冷时注意颈部保暖，晚上可以用热水袋外敷颈部。

🍲 饮食调理方

葱爆羊肉　*温阳散寒*

羊肉洗净，切片，用酱油、料酒、淀粉腌渍15分钟；大葱洗净，斜切成段。锅置火上，倒入植物油烧热，爆香蒜片，放入羊肉片大火翻炒，约10秒钟后将葱段入锅，翻炒后沿锅边淋醋、香油，炒拌均匀，出锅后加少许香菜末点缀即可。

🥣 药膳调理方

鸡丝花椒小米粥　*祛湿散寒*

小米100克洗净；鸡肉50克洗净，煮熟，撕成丝。锅内加清水烧开，加小米煮熟，加入鸡丝、花椒同煮，出锅前放适量盐、姜末即可。

穴位调理方

按摩肩井穴　*缓解肩背痛*

用拇指指腹点按肩井穴100次，以力透为度，使肩部或胸部、上肢出现麻木感。

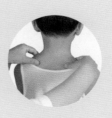

杨力教授答疑

问：如何减少睡眠姿势与工作习惯对颈椎的不良影响？

答：枕头高度要适中，睡眠姿势要正确；纠正不良体位，定期活动颈部，忌久坐不动。

风湿性关节炎 | 祛湿通络，消炎镇痛

风湿性关节炎是风湿病的一种，在中医里属"痹症"范畴。该病的发生与个体的营养状况、免疫功能、居住条件、气候环境等因素有关。

典型症状	肢体、关节等处红肿、疼痛、酸楚、重着或麻木及活动受限。
病因分析	多因正气不足（气血不足和肝脾肾亏虚等），外感风、寒、湿侵犯经脉、关节，阻碍气血运行所致。

中医诊断方法

面诊法

风湿性关节炎的面部表现

耳轮上方有小硬肉结，临床上此类人多患关节炎或骨质增生。

舌诊法

风湿性关节炎的舌象表现

舌质淡、苔白腻，提示寒湿偏盛；舌质红、苔薄白，提示气阴两虚。

手诊法

风湿性关节炎的手部表现

指节中间关节粗大，形成中间宽、两头窄细的梭形，提示体内多有寒湿，易患风湿性关节炎、肝胆疾病。

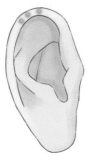

耳轮上有硬肉结

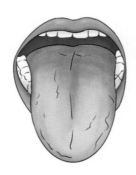

舌质淡，苔白腻

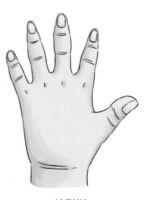

梭形指

调理原则

调理风湿性关节炎要以祛湿通络为主，日常不仅要防寒保暖，还要适当运动。

饮食调理

饮食宜清淡、易消化，少吃油腻、生冷及甜腻食物。可以在煲汤时适当加入一些健脾祛湿的药材，如五加皮、茯苓、白术等。

生活调理

天气转凉时及时增添衣裤、被褥，尤其注意肩颈、膝关节的保暖，可戴上围巾、护膝。

🍲 饮食调理方

樱桃粥 祛风湿，止疼痛

樱桃 100 克洗净，去核，切碎。大米 100 克淘洗干净后加水入锅中煮粥，待粥熬成后盛出，放入樱桃碎即可。

🌿 药膳调理方

杜仲五加皮煲猪骨 强筋健骨，祛湿

杜仲、五加皮各 10 克，去核红枣 3 枚，猪脊骨 400 克，生姜 3 片。将所有材料洗净后，一起放到砂锅中，加清水 2500 毫升，大火滚沸后改小火煲约 2 小时，加盐调味即可。

🤚 穴位调理方

艾灸梁丘穴 通经活络，祛寒止痛

取纯艾条一根点燃，在距梁丘穴皮肤 2~3 厘米处施温和灸，以局部皮肤出现红晕为度。

杨力教授答疑

问：为什么说，女性尤其要重点保护膝关节？

答：夏季室外高温，很多女性爱穿短裙短裤，但是一进入空调室内，寒气容易侵袭膝关节。因此，年轻女性尤其要注意对膝关节的保护。

肩周炎 | 舒筋活络，祛寒止痛

肩周炎是肩关节囊和周围软组织退行性病变引起的一种炎性反应。多发生于 50 岁左右，女性发病率高于男性。

典型症状	肩部疼痛，肩关节活动受限、怕冷、肌肉痉挛与萎缩。
病因分析	中医认为，肩周炎的发病主要是阳气不足或气血亏虚，加上肩部长期受到风、寒、湿的侵袭，造成肩部气血瘀阻不通所致，因此病情常会在冬季加重，且气血亏虚的女性发病率更高。

中医诊断方法

面诊法

肩周炎的面部表现

耳部肩区可见点状或片状红晕，提示肩周炎。

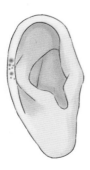

耳部肩区有红点

舌诊法

肩周炎的舌象表现

舌质红，舌体胖，苔薄白，提示寒湿侵体，可能引起肩周炎。

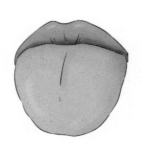

舌质红，舌体胖

手诊法

肩周炎的手部表现

手掌色泽青暗，有白斑；食指指根处有青筋，提示肩周炎。

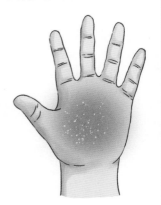

掌色青暗，有白色斑点

调理原则

调理肩周炎，祛风散寒祛湿是关键。

饮食调理

加强营养，中老年人尤其要注意补钙，多吃如牛奶、鸡蛋、豆制品、鱼虾等含钙量较高的食物。

生活调理

保护肩部，避免受寒、受风，避免久居潮湿的地方。站姿、坐姿要正确，避免含胸驼背、长时间低头，以免增加肩颈负担。

🍲 饮食调理方

排骨豆腐虾皮汤　补钙

排骨 250 克洗净，斩段，用沸水焯烫，撇去浮沫，捞出；豆腐 300 克切块；洋葱 50 克，切片。将排骨、姜片、料酒放入砂锅内，加入适量水，大火煮沸，转小火继续炖煮至七分熟，加豆腐、虾皮、洋葱，继续小火炖熟，加盐调味即可。

🥗 药膳调理方

干姜花椒粥　温中止痛，祛湿散寒

干姜 5 克、高良姜 10 克、花椒 3 克洗净，姜切片，一起装入干净纱布袋中；大米 100 克洗净，浸泡 30 分钟。将装好的药包与大米一起加清水煮沸，30 分钟后取出药包，加适量红糖继续煮粥即可。

🤚 穴位调理方

按摩肩贞穴　改善肩周炎

用中指指腹按压肩贞穴 100 次。

杨力教授答疑

问：中医有没有外治法，可以改善肩周炎？

答：推荐用热敷的方法。取老姜、葱头各 250~400 克，捣烂如泥，用小火炒热后加高度白酒再炒片刻。睡前趁热敷在疼痛处，用毛巾或布条包紧。第二天早上取下，到晚上再炒热继续敷。

妇科疾病

月经不调 | 补肾健脾，疏肝活血

月经不调是指月经周期、经量、色、质发生病理变化。中医认为，气血充盛，冲任通畅，五脏功能正常，月经才能如期而至。

典型症状	月经先期（经期提前）、月经后期（经期延后）、月经先后无定期以及崩漏、闭经、经量过多、经色紫黑等。
病因分析	内伤七情、外感六淫（风、寒、暑、湿、燥、火），或先天肾气不足，多产、房劳、劳倦过度、精神紧张，使脏气受损，肝脾肾功能失常、气血失调而致。

中医诊断方法

面诊法

月经不调的面部表现

女性耳部内分泌区出现点状或小片状暗红色斑点，肾区出现点状或小片状淡红色斑点，均提示月经不调。

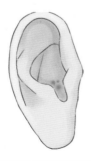

耳部内分泌区有红斑

舌诊法

月经不调的舌象表现

舌质正常，苔薄白，提示肝郁，多为月经先后无定期；舌质淡，苔薄白，提示血虚或虚寒，多有月经后期。

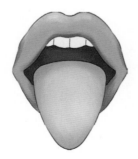

舌质正常，苔薄白

手诊法

月经不调的手部表现

掌色青暗或鲜红，大鱼际青筋浮起；无名指下方有乱纹，提示月经不调。

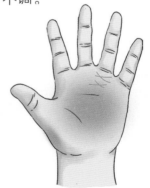

无名指下方有乱纹

调理原则

调理月经不调要以补肾、健脾、疏肝为主，日常不仅要防寒保暖，还要保持心情舒畅。

饮食调理

月经期饮食宜清淡，勿过食寒凉、辛辣、油腻之物，适量摄入绿叶蔬菜及瘦肉、鱼、鸡蛋等高蛋白食物。可搭配葱、蒜、姜、红糖，能减轻食物寒性或受寒引起的不适。

生活调理

经期注意休息、保暖（上衣尽量护住腰腹），勿坐卧湿地或冒雨涉水。

🍲 饮食调理方

红枣白菜羊肉汤　温补气血，活血调经

羊肉 300 克洗净，切块，焯水；白菜 100 克洗净，切片；红枣 10 克洗净。将羊肉块、白菜片、红枣放入锅中，加入适量清水，大火煮沸后转小火煲 2 小时，调入盐，撒上香菜段即可。

🌿 药膳调理方

阿胶糯米粥　补血养血

阿胶 8 克洗净，捣碎；糯米 100 克淘洗干净，用水浸泡 4 小时。锅中加清水烧开，放入糯米熬煮成粥，再放入阿胶碎拌匀，用红糖调味即可。

🖐 穴位调理方

按摩三阴交穴　健脾益血，调补肝肾

用拇指指腹按压两侧三阴交 100 次。

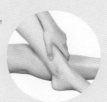

痛经 | 温经行气，活血化瘀

痛经，又叫经期腹痛。女性受寒、感湿，会引起气血不畅；或情志不舒，引起气滞血瘀，都会导致痛经的发生。

典型症状	行经前后或经期出现小腹或腰部疼痛，甚至痛及腰骶。
病因分析	多因肝郁不疏、气滞血瘀或寒凝经脉，导致气血运行不畅，经血流通受阻，从而"不通则痛"。

中医诊断方法

面诊法

痛经的面部表现

耳部生殖器区或内分泌区出现点状或小片状红晕，提示痛经。

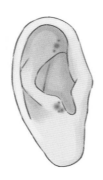

耳部内分泌区、生殖器区有红点

舌诊法

痛经的舌象表现

舌质暗或边有瘀点，提示气滞血瘀；舌质暗淡，苔白腻，提示寒湿凝滞；舌质淡，苔薄白，提示气血虚弱。

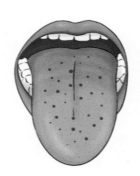

舌质暗，有瘀点

手诊法

痛经的手部表现

大鱼际处颜色发青，表示小腹部位有瘀血，可能会有痛经。

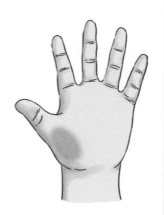

大鱼际处颜色发青

调理原则

调理痛经要以温经行气、活血化瘀为主。

饮食调理

可以多吃木耳、猪蹄、猪肾、乌鸡、荔枝、桂圆、丝瓜、菠菜、红糖、红枣、花生等补血活血的食物。可以多喝红枣莲子粥、黑米粥、牛奶粥、益母草茶等，以温补血气。

生活调理

平时要常晒太阳（后背、太阳穴朝太阳），被褥、床垫也要常洗晒，以保持清洁和干燥；衣服汗湿后应及时更换；室内常开窗通风换气。

🍲 饮食调理方

红枣花生衣汤　补血活血

红枣 100 克洗净，去核；花生米 30 克略煮一下，过凉后取花生红衣备用。将红枣和花生红衣放在锅内，加适量清水，大火煮沸后改小火煮 20 分钟左右，捞出花生红衣，加红糖煮化，收汁即可。

🌿 药膳调理方

玫瑰益母草茶　化瘀血，止痛经

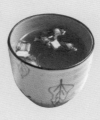

玫瑰花干品 10 克、益母草干品 3 克一起放入杯中，倒入沸水，盖盖闷泡约 3 分钟，待茶水温热后调入蜂蜜即可。

👐 穴位调理方

按摩中极穴　补肾调经

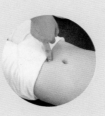

用中指指腹在中极穴上按揉 1~2 分钟。

杨力教授答疑

问：调理寒性痛经，可以用电暖宝吗？

答：可以。在月经前一周，每天晚上用电暖宝暖小腹，月经期间哪里疼痛就暖哪里，一直暖到月经结束，有助于止痛。

乳腺增生 | 疏肝理气，活血化瘀

乳腺增生属于中医"乳癖"范畴，主要与肝、脾、肾等脏腑的功能失调有关。

典型症状	乳房有明显肿块及胀痛，伴有胸闷、嗳气、心烦、乏力等症状。
病因分析	多因情志不遂、郁怒伤肝，思虑伤脾、脾失健运，肝肾亏虚、冲任失调所致。病因病机是肝气郁结，痰凝血瘀。

中医诊断方法

面诊法

乳腺增生的面部表现

目内眦处生有凸起的肉结；耳部胸椎区有白点，提示有乳腺增生。

舌诊法

乳腺增生的舌象表现

舌质淡，苔薄白，提示肝气郁结或肝肾阴虚；舌质淡，舌体胖嫩，苔白腻，提示痰湿凝结。

手诊法

乳腺增生的手部表现

无名指下感情线和智慧线之间有叶状岛形纹，有红斑或白斑，提示乳腺增生。

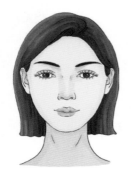

目内眦有肉结

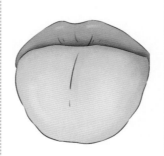

舌质淡，舌体胖嫩，苔白腻

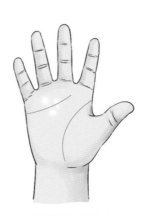

无名指之下有白斑

调理原则

调理乳腺增生要以疏肝解郁、活血化瘀、软坚散结为主，日常注意保持心情舒畅。

饮食调理

饮食以清淡为主，少吃油炸烧烤类食物，多吃具有行气通络、化瘀散结作用的食物，如丝瓜、茄子、橘子、柚子等。

生活调理

保持睡眠充足，少熬夜；适当进行跑步、扩胸等可以疏通胸部气血的运动。

 饮食调理方

百香金橘饮　疏肝解郁

金橘 100 克去皮，分瓣，去子，切块；百香果 100 克洗净，切开，取出果肉，放入杯中。将金橘块放入榨汁机中，加入适量饮用水搅打均匀后倒入装有百香果果肉的杯中即可。

 药膳调理方

蒲公英绿豆粥　清热止痛

锅中加适量清水烧开，放入蒲公英碎 10 克，大火烧沸后改用小火煮 10 分钟，去渣留汁，加入绿豆 50 克和大米 30 克煮至熟烂即可。

 穴位调理方

按摩乳根穴　通乳化瘀，消痈止痛

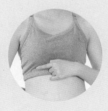

食指按压乳根穴，吸气时下压，呼气时松开，操作 20 次。

杨力教授答疑

问：为什么说乳腺增生是一种"情志病"？

答：乳腺增生多和不良情绪如焦虑、生气、抑郁有关，所以最好的预防方法是尽量调整自己的心态，保持心情放松。遇到不开心的事情，要学会排解情绪，生活中没有过不去的坎，自己的健康最重要。

男科疾病

前列腺炎 | 清热利湿，补益肾气

　　中医认为，前列腺炎的发病跟下焦的湿、热有密切关系。此外，前列腺炎跟"瘀"也有关，久站久坐、抑郁、生气等都可能导致气滞血瘀，引发前列腺炎。

典型 症状	会阴部、耻骨上区、腹股沟、大腿内侧有疼痛或不适感，时有尿频、尿急、尿痛等症状。
病因 分析	多为外感湿热毒邪，内伤饮食，情欲过度所致。湿热内生、气滞血瘀是其标，肝肾亏虚是其本。

中医诊断方法

面诊法

前列腺炎的面部表现

耳部艇角区出现小结节；眼外眦三角区有较深的弯曲状血管，提示慢性前列腺炎。

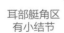

耳部艇角区
有小结节

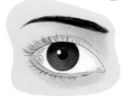

眼外眦有弯曲血管

舌诊法

前列腺炎的舌象表现

舌质红，苔薄黄或黄腻，提示湿热下注；舌质紫暗或有瘀斑瘀点、苔白，提示气滞血瘀。

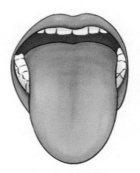

舌质红，苔黄腻

手诊法

前列腺炎的手部表现

性线上有方形纹、岛形纹，提示慢性前列腺炎。

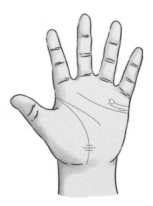

性线上的方形纹和岛形纹

调理原则

调理前列腺炎要以清热利湿、补肾益气为主。

饮食调理

可以吃些有利于前列腺健康的食物，如南瓜子、葵瓜子、石榴、慈姑、芋头、海带、海参、海蜇皮等。排尿涩痛者夏天可以多喝冬瓜汤或绿豆汤。

生活调理

注意避免久坐，经常站起来走动，减少对前列腺的压迫；保持适度规律的性生活，有助于改善局部血液循环，促进炎症吸收。

🍲 饮食调理方

板栗炖乌鸡 补肾健脾

砂锅内放入净乌鸡块500克、板栗肉100克，加温水置火上，加葱花、姜片大火煮沸，转小火煮45分钟，用盐和香油调味即可。

🌿 药膳调理方

参芪枸杞粥 清热利湿，滋阴补肾

玄参、黄芪各10克，枸杞子10克，加适量水煎取浓汁。将大米50克加入煎取的药汁中，煮熟喝粥即可。

🐇 穴位调理方

按摩曲骨穴 通利小便

每天按摩曲骨穴50～100次，可以缓解因前列腺炎导致的尿频、尿急等小便问题。

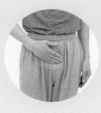

杨力教授答疑

问：多做提肛运动，对于缓解前列腺炎有帮助吗？

答：经常主动地收缩肛门，可促进前列腺的气血循环，从而缓解炎症。

阳痿 | 温补肾阳，补肝强筋

中医学认为，阴茎的勃起是一系列脏腑、经络及气血津液相互协调作用的结果。本病多与心、肝、脾、肾四脏功能不良有关。

典型症状	性欲减退、阴茎勃起障碍、性交障碍、早泄等。
病因分析	思虑忧郁，损伤心脾；或房事不节，使肾精亏虚，命火不足；或惊恐伤肾等。以上均可导致阳痿。

中医诊断方法

面诊法

阳痿的面部表现

耳内生殖器区、外生殖器区常可见脱屑或灰白色斑点，提示阳痿。

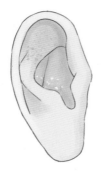

生殖器区出现灰白色斑点

舌诊法

阳痿的舌象表现

舌质偏淡，舌体胖大，舌苔白滑，提示肾虚；舌质偏暗或正常，苔薄白，提示肝气郁结；舌质红，苔黄腻，提示肝经湿热。

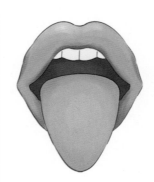

舌质偏暗，苔薄白

手诊法

阳痿的手部表现

性线短小或不明显；小鱼际部位出现很多横纹，提示阳痿。

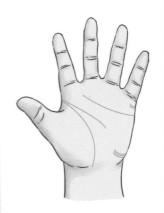

小鱼际出现横纹

调理原则

调理阳痿要以温补肾阳、补肝强筋为主。

饮食调理

可以多吃有助于温阳、升阳的食物，如羊肉、虾肉、泥鳅、枸杞子、桂圆等。

生活调理

加强下半身的锻炼能够生发阳气，可在傍晚到户外去快走（或慢跑），边走边手握半拳叩击命门穴。

饮食调理方

手抓羊肉　补肾壮阳

羊肉 500 克切大块，洗净，冷水下锅，大火烧开，撇去浮沫，加入盐、姜片、葱段。再转小火慢炖，葱快烂时去除，继续煮至肉软烂即可。

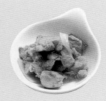

药膳调理方

蚕蛹炒韭菜　温阳补肾

锅置火上，爆香姜片、蒜片，加入尖椒圈 100 克、蚕蛹10 克煸炒，再加入韭菜段100 克炒熟，加盐、胡椒粉调味即可。

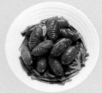

穴位调理方

按摩命门穴　温肾壮阳

用拇指指腹按揉命门穴100～200 次，以感觉发热为度。

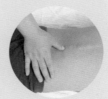

杨力教授答疑

问：情绪问题会导致阳痿吗？

答：有的人性生活中突然被人打断，惊恐之下而成阳痿，同时伴有胆怯心惊、失眠多梦的症状，这就是恐伤肾而导致的阳痿。

早泄 | 固肾生精，疏肝活血

　　早泄是指性交时过早射精，是性功能障碍的常见症状，多与阳痿、遗精相伴出现。中医认为，精之藏泄，受制于肾，与心、脾、肝也有关系。

典型 症状	性交时阴茎插入阴道后不久（不足2分钟）即出现射精，或刚刚接触即行排精甚至性交前即泄精。
病因 分析	多因肝经湿热、肾气不固、心脾阳虚、阴虚阳亢等复合病因病机导致精藏不固。

中医诊断方法

面诊法

早泄的面部表现

耳轮青黑，表明肾气不足，提示有早泄症状。

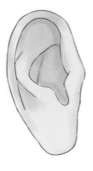

耳轮青黑

舌诊法

早泄的舌象表现

舌质淡，苔白，提示肾气不固或心脾虚损。

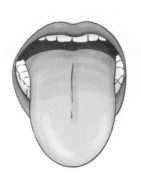

舌质淡，苔白

手诊法

早泄的手部表现

性线只有一条或没有，提示性功能低下，可能有阳痿、早泄。

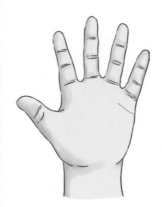

性线只有一条

调理原则

调理早泄要以疏肝活血、固摄肾精为主，注意劳逸结合，多参加户外体育活动。

饮食调理

阴虚阳亢的患者可以多吃一些黑芝麻、桑葚、黑豆等滋阴益肾的食物；肾精不固的患者可食用一些固涩类中药，如芡实、莲子、五味子等。

生活调理

注意生活起居规律、保证充足的睡眠；在过度疲劳、工作紧张或心情不佳时，尽量不要过性生活。

🍲 饮食调理方

平菇炖乳鸽　滋阴补肾

油锅烧热，下葱花、姜末炒香，加入乳鸽块400克略炒，烹入料酒、适量水，待乳鸽七成熟后加入平菇条200克，加适量盐、生抽炖至熟烂即可。

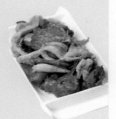

🌿 药膳调理方

杞枣桑葚粥　滋补肾精

大米100克放入锅中煮至八成熟，放入枸杞子10克、桑葚15克、红枣3颗、山萸肉5克煮熟即可。

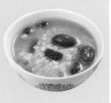

🤸 穴位调理方

按摩气海穴　益肾固精

用食指指腹按揉气海穴100次，按摩至有热感。

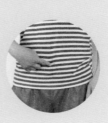

杨力教授答疑

问：常做什么运动，可以预防早泄？

答：金鸡独立功可以补肾气、防早泄。具体方法是：双眼微闭，两手自然放在身体两侧，任意抬起一只脚，注意力集中，支撑脚有酸痛感时，换另一条腿。

不可不知的面诊注意事项

面诊时不要化妆

化妆品会遮盖皮肤的真实颜色，不利于疾病的判断。比如萎黄的面色是脾虚证的表现，经过化妆后，面色红润可能使医生做出错误的诊断。涂抹口红会让因阳虚而唇色苍白的人变成气血调和的健康人。所以患者（尤其是女性患者）看病前不要化妆，让医生看到真实状态，诊断会更准确。

面诊适宜在早晨进行

面诊最好选择在早晨进行，因为此时人体气血充沛，并且少有情绪变化和运动等因素的影响，面色最为自然。如果患有疾病，很容易从面部显示出来。

面诊前不宜吃有颜色的食物

面诊前如果吃了桑葚、南瓜、乌梅等有颜色的食物，容易造成误诊。因为这些食物会使口腔、嘴唇、舌体染色。这些都会影响疾病的诊断。

面诊时心态要平和

面诊时要考虑情绪对面色的影响。当人处于愤怒、紧张、悲伤的情绪时，面色会有变化。所以面诊时尽量保持身心平静，避免气色受情绪因素的影响。

季节变换对面色的影响

由于人体脏腑与面部对应，而五脏又对应不同季节，所以面色会随着季节的变换而变化。春季对应肝，主青色，故春季面色略青；夏季对应心，主赤色，故夏季面色略赤；长夏对应脾，主黄色，故长夏面色略黄；秋季对应肺，主白色，故秋季面色略白；冬季对应肾，主黑色，故冬季面色略黑。面诊时，要注意考虑季节因素。